Störungen systemisch behandeln

CARL-AUER

Vorwort der Herausgeber

Ursprünglich ein querdenkendes Außenseiterkonzept, hat sich der systemische Ansatz heute in vielen Bereichen der Therapie und der Beratung theoretisch wie praktisch etabliert. Auch Vertreter anderer Schulen bereichert er mittlerweile in ihrer Arbeit. Die Etablierung eines Paradigmas birgt für dieses selbst aber auch Risiken, weil sie stets mit der Verfestigung von Denk- und Handlungsgewohnheiten einhergeht. Die Reihe Störungen systemisch behandeln stellt sich vor diesem Hintergrund zwei Herausforderungen: Nichtsystemischen Behandlern und Vertretern anderer Therapierichtungen soll sie komprimiert und praxisorientiert vorstellen, was die systemische Welt im Hinblick auf bestimmte Störungsbilder zu bieten hat. Innerhalb der Systemtherapie steht sie für eine neue Phase im Umgang mit dem Konzept von »Störung« und »Krankheit«.

Historisch gesehen war einer ersten Phase mit erfolgreichen Konzepten zu Krankheitsbildern wie Schizophrenie, Essstörungen, psychosomatischen Krankheiten und affektiven Störungen eine zweite Phase gefolgt, die geprägt war von einem gezielten Verzicht oder einer definitiven Ablehnung aller Formen störungsspezifischer Codierungen. In jüngerer Zeit wenden sich manche Vertreter der systemischen Welt wieder störungsspezifischen Konzepten und Fragen zu – und werden von anderen dafür deutlich attackiert. Diese neue Welle ist bedingt durch die Anerkennung der Systemtherapie als wissenschaftliches Heilverfahren, durch die sozialrechtliche Anerkennung und nicht zuletzt dadurch, dass viele im klinischen Sektor systemisch arbeitende Kollegen täglich gezwungen sind, sich zu störungsspezifischen Konzepten zu positionieren.

Die systemische Welt hat hierzu einiges anzubieten. Die Reihe Störungen systemisch behandeln will zeigen, dass und wie die Systemtheorie mit traditionellen diagnostischen Kategorien bezeichnete Phänomene ebenso gut und oft besser beschreiben, erklären und mit hoher praktischer Effizienz behandeln kann. Sie verfolgt dabei zwei Ziele: Zum einen soll systemisch arbeitenden Kollegen das große Spektrum theoretisch fundierter und praktikabler systemischer Lösungen für einzelne Störungen zugänglich gemacht werden – ohne das Risiko, die eigene systemische Identität zu verlieren, im besten Fall sogar mit dem Ergebnis einer gestärkten systemischen Identität. Gleichzeitig soll nichtsystemischen Behandlern und Vertretern anderer Schulen das umfangreiche systemische Material an Erklärungen, Behandlungskonzepten und praktischen Tools zu verschiedenen Störungsbildern auf kompakte und nachvollziehbare Weise vermittelt werden.

Verlag, Herausgeber und Autoren bemühen sich, einerseits eine für alle Bände gleiche Gliederung einzuhalten und andererseits kreativen systemischen Querdenkern die Freiheit des Gestaltens zu lassen.

An die Stelle der Abgrenzung und der Konkurrenz zwischen den verschiedenen Therapieschulen ist heute der Austausch zwischen ihnen getreten. Die Reihe »Störungen systemisch behandeln« versteht sich als ein Beitrag zu diesem Dialog.

Dr. Hans Lieb, Dr. Wilhelm Rotthaus

Jochen Schweitzer, Christina Hunger-Schoppe
Rebecca Hilzinger, Hans Lieb

Soziale Ängste

Unter Mitarbeit von
Bianca Böhm, Judith Englert, Tatjana Schwedes,
Christina Kotschenreuther, Andreas Steimer,
Hella Talina Tatomir, Mira Wagner und Susanne Weber

Störungen systemisch behandeln
Band 17

Herausgegeben von
Hans Lieb und Wilhelm Rotthaus

Zweite Auflage, 2023

Reihe »Störungen systemisch behandeln«, Band 17
hrsg. von Hans Lieb und Wilhelm Rotthaus
Reihendesign: Uwe Göbel
Umschlag und Satz: Heinrich Eiermann
Printed in Germany
Druck und Bindung: CPI books GmbH, Leck

MIX
Papier | Fördert gute Waldnutzung
FSC www.fsc.org FSC® C083411

CPI klimaneutral
Mehr Bäume.Weniger CO_2

Zweite Auflage, 2023
ISBN 978-3-8497-0195-6 (Printausgabe)
ISBN 978-3-8497-8238-2 (ePub)

Bibliografische Information der Deutschen Nationalbibliothek:
Die Deutsche Nationalbibliothek verzeichnet diese Publikation
in der Deutschen Nationalbibliografie; detaillierte bibliografische
Daten sind im Internet über http://dnb.d-nb.de abrufbar.

Informationen zu unserem gesamten Programm, unseren Autoren
und zum Verlag finden Sie unter: **www.carl-auer.de**.
Dort können Sie auch unseren Newsletter abonnieren.

Carl-Auer Verlag GmbH
Vangerowstraße 14 · 69115 Heidelberg
Tel. +49 6221 6438-0 · Fax +49 6221 6438-22
www.carl-auer.de

Inhalt

Einführung

1.1 Zielsetzung dieses Buches

Dieses Buch beschreibt ein systemtherapeutisches Behandlungskonzept für Menschen, die sich vor anderen Menschen schämen, vor ihnen Angst haben und sich daher von ihnen zurückziehen oder im Kontakt mit anderen übermäßig leiden.

Wir beschreiben unser therapeutisches Vorgehen sehr konkret. Therapeutinnen und Therapeuten können sich daraus viele Anregungen zur Verfeinerung ihrer Praxis holen. Patientinnen und Patienten können einen guten Einblick gewinnen, worauf sie sich in einer systemischen Therapie ihrer sozialen Ängste einlassen.

Zugleich kann dieses Buch als ein Therapiemanual zur Durchführung kontrollierter Wirksamkeitsstudien zur Systemischen Therapie bei sozialen Ängsten genutzt werden. Dazu ist es bereits von drei Mitgliedern des Autorenteams in einer kontrollierten Studie erfolgreich genutzt worden.

Dieses Buch ist kompakt geschrieben. Es gibt einen Überblick über den systemtherapeutischen Ansatz und wendet diesen auf Ängste und dann speziell auf soziale Ängste an, in einer andernorts nach unserer Kenntnis noch nicht dargestellten Tiefe. Leser, die sich mit der Systemischen Therapie allgemein - über die sozialen Ängsten hinaus - noch vertiefter und breiter auseinandersetzen möchten, seien auf die Lehrbücher von u. a. Schweitzer u. von Schlippe (2006), Schwing und Fryszer (2006), von Schlippe u. Schweitzer (2012), Levold und Wirsching (2014), von Sydow und Borst (2018) sowie Hunger-Schoppe (2020) hingewiesen.

1.2 Entstehungsgeschichte dieses Buches

Dieses Buch verdankt sich in seiner jetzigen Form zwei Quellen. Die eine ist ein Forschungsprojekt, »Systemische Therapie und Kognitive Verhaltenstherapie für Menschen mit sozialen Ängsten« (kurz SoPho-CBT/ST), das Christina Hunger-Schoppe, Rebecca Hilzinger und Jochen Schweitzer in den Jahren 2013 bis 2016 an der Universität Heidelberg durchführten (Hunger et al. 2016b). Darin wurden Systemische Therapie und Kognitive Verhaltenstherapie bei Menschen mit sozialer Angststörung in einer randomisiert-kontrollierten Studie auf ihre gemeinsame und differenzielle Wirksamkeit miteinander verglichen. Die andere Quelle ist die langjährige praktische und theoretische Beschäftigung von Hans Lieb mit der Therapie von Ängsten, speziell sozialen Ängsten, in der kassenfinanzierten stationären und ambulanten psychotherapeutischen Praxis. Das in diesem Buch beschriebene systemtherapeutische Vorgehen spiegelt den Erkenntnisstand am Projektende, ergänzt um die Erfahrungen von Hans Lieb aus seiner – von diesem Projekt unabhängigen – eigenen therapeutischen Praxis.

1.3 Danksagungen

Den vielen Personen, die am Gelingen des SoPho-CBT/ST-Projektes beteiligt waren, möchten wir an dieser Stelle herzlich danken. Die kognitiven Verhaltenstherapien wurden am Zentrum für Psychologische Psychotherapie (ZPP) der Universität Heidelberg durchgeführt, unter Leitung von Dr. Hinrich Bents, Dr. Johannes Mander und Dipl.-Psych. Eva Vogel. Studienort für die systemische Therapie war das Institut für Medizinische Psychologie des Zentrums Psychosoziale Medizin der Universität Heidelberg (Leitung: Prof. Dr. Beate Ditzen). Die SoPho-CBT/ST-Studie wurde von der Deutschen Gesellschaft für Systemische Therapie, Beratung und Familientherapie (DGSF), der Systemischen Gesellschaft (SG), der Heidehofstiftung und aus Eigenmitteln des Instituts für Medizinische Psychologie finanziell gefördert, wofür wir allen Unterstützern herzlich danken.

Unsere acht systemischen StudientherapeutInnen waren fortgeschrittene Weiterbildungsteilnehmer und Absolventinnen am Helm Stierlin Institut (Bianca Böhm, Judith Englert, Tatjana Schwedes, Christina Schröder, Hella Talina Tatomir, Susanne Weber) und in der Internationalen Gesellschaft für Systemische Therapie (Andreas Steimer, Mira Wagner). Ihrem Engagement für ihre PatientInnen und für dieses Projekt verdanken das Forschungsprojekt und dieses Buch unzählige

Anregungen. Ebenso und ganz besonders danken wir den Patienten als den »Mitschöpfern« jener Veränderungsprozesse, die wir in unseren Therapien und Supervisionen begleiten durften. Die Forschung in diesem Projekt wurde von Christina Hunger-Schoppe, die therapeutenbezogene Adhärenz- und Kompetenz-Forschung von Rebecca Hilzinger, die Supervision der Therapien von Jochen Schweitzer geleistet.

Danken möchten wir auch Reihen-Mitherausgeber Wilhelm Rotthaus und insbesondere der Lektorin Veronika Licher für zahlreiche Anregungen und Korrekturvorschläge, die das Buch im abschließenden Überarbeitungsprozess am Ende präziser und vollständiger gemacht und seine zahlreichen stilistischen Eigensinnigkeiten so gezähmt haben, dass das Buch sich nunmehr in die Reihe »Störungen spezifisch behandeln« des Carl-Auer Verlags harmonisch einfügt.

1 Beschreibung sozialer Ängste und sozialer Angststörungen

1.1 »Störungsbild«: Wie werden soziale Angststörungen beschrieben?

Soziale Angststörungen werden in Klassifikationssystemen wie der *Internationalen Klassifikation Psychischer Störungen (ICD-10)* (Dilling, Mombour u. Schmidt 2013) und dem *Diagnostischen und Statistischen Manual Mentaler Störungen (DSM-5)* (Falkai et al. 2014) definiert.[1] Zu berücksichtigen ist immer auch die Beeinträchtigung der betroffenen Person in ihrer Lebensführung (»Leidensdruck«). Ist dieser Leidensdruck hoch, ist die Angst vom Betroffenen subjektiv nicht mehr aushaltbar. Ist kein medizinischer Krankheitsfaktor (z. B. Herzerkrankung, chronische Lungenerkrankung, Vitamin-B12-Mangel) oder eine andere psychische Störung (z. B. Panikstörung) für die beschriebenen Symptome verantwortlich, wird eine über die normale Alltagsangst hinausgehende, behandlungsbedürftige soziale Angststörung klassifiziert (s. Tab. 1).

In den Diagnosesystemen werden zwei Typen sozial ängstlich fühlender und handelnder Menschen diskutiert. Menschen des *leistungsängstlichen Typus* befürchten, die von ihnen erwartete Leistung nicht zu erbringen. Sie haben Angst, Fehler zu machen, während die Vorgesetzte ihnen »über die Schulter schaut«; wenn sie als Geschäftsführer eine Rede oder als Studierende ein Referat halten sollen; wenn sie jemanden attraktiv und anziehend finden und ihn gerne ansprechen würden. Menschen des *interpersonal ängstlichen Typus* befürchten, sich in eher alltäglichen Situationen wie beim Mittagessen mit Arbeitskollegen oder Kommilitonen, auf dem Gartenfest mit den Nachbarn oder bei WG-Partys, beim Umtausch einer beschädigten Ware oder beim Erfragen von Informationen im Finanzamt oder Studiensekretariat peinlich zu verhalten (Iwase et al. 2000). Ob eine Person eher leistungsängstlich und/oder interpersonal ängstlich fühlt

1 Die ICD-11 wurde im Juni 2018 verabschiedet und trat im Januar 2022 in Kraft. Es ist noch nicht absehbar, wann die ICD-11 in Deutschland eingeführt wird. Aktuell gilt eine Übergangszeit, in der die ICD-10 weiterhin gültig ist (Bundesinstitut für Arzneimittel und Medizinprodukte).

und handelt, lässt sich mit Fragebögen wie der »Skala zur Erfassung sozialer Ängste« von Liebowitz (1987) für 24 beispielhaft ausgewählte soziale Situationen erfassen (s. Tab. 2). Diese erfragt neben dem Ausmaß von erlebter Angst/Furcht auch das Vermeidungsverhalten, also das Ausweichen vor jenen sozialen Situationen, die dem Betreffenden Angst einflößen.

Soziale Angststörungen zeichnen sich im Diagnosesystem DSM-5 durch folgende Kriterien aus:
Eine ausgeprägte und anhaltende Angst vor einer oder mehreren **sozialen Interaktions- oder Leistungssituationen** bei Konfrontation mit **unbekannten Personen** und im Zusammenhang mit einer (antizipierten) **Beurteilung**. Die Person fürchtet, ein Verhalten zu zeigen, das **peinlich** sein könnte.
Die Konfrontation mit der gefürchteten Situation ruft fast immer eine unmittelbare **Angstreaktion** hervor, die das Erscheinungsbild einer situationsgebundenen Panikattacke annehmen kann.
Die Person **sieht ein**, dass die Angst übertrieben und unvernünftig ist (im **DSM-5** spielt dieses Kriterium, anders als noch im DSM-4, keine Rolle mehr).
Die gefürchteten sozialen oder Leistungssituationen werden **vermieden** oder nur unter intensiver Angst ertragen.
Die ängstliche Erwartungshaltung und/oder das Vermeidungsverhalten **beeinträchtigen** deutlich die Lebensführung der Person, ihre berufliche/schulische Leistung oder soziale Aktivitäten, oder sie verursachen erhebliches **Leiden**.
Bei Personen unter 18 Jahren hält die soziale Angststörung über **mindestens sechs Monate** an.
Die Angst und/oder das Vermeidungsverhalten geht **nicht auf die körperliche Wirkung einer Substanz** (z. B. Droge, Medikament) oder eines **medizinischen Krankheitsfaktors** zurück und kann nicht besser durch andere psychische Störungen erklärt werden.
Falls ein medizinischer Krankheitsfaktor oder eine andere psychische Störung vorliegen, so stehen diese nicht in Zusammenhang mit der unter Kriterium A beschriebenen Angst (z. B. nicht Angst vor Stottern, Zittern bei Parkinson-Krankheit).

Tab. 1: Diagnostische Kriterien der sozialen Angststörung nach DSM-5

Um möglichen »Schaden« zu begrenzen, zeigen sich sozial ängstliche Menschen oft wenig und vorsichtig emotional, gehen intime Beziehungen eher bedächtig ein und wirken bindungsunsicher (Heinrichs 2003; Wenzel 2002). Betrachtet man zirkulär die wechselseitige Beziehung zwischen Angstpatient und Bezugspersonen, dient die soziale

Ängstlichkeit also auch als *Nähe-Distanz-Regulator* (Byng-Hall 1980). Dadurch kann sich die Beziehungsqualität kurz- wie auch langfristig

Bitte beurteilten Sie, wie angstbesetzt die angegebenen Situationen (bezogen auf die letzte Woche) für Sie waren und tragen Sie jeweils die entsprechende Punktzahl ein. Falls Sie sich längere Zeit nicht mehr in den erwähnten Situationen befanden, tragen Sie bitte die Punktzahl ein, die zutreffen würde, wenn Sie sich heute der Situation stellen würden. Drucken Sie die Tabelle mit den Ergebnissen aus und zeigen Sie das Blatt Ihrem Arzt.

Problemverhalten	**Angst/Furcht**				**Vermeidungs-verhalten**			
Schweregrad bzw. Häufigkeit	keine = 0	gering = 1	mäßig = 2	stark = 3	nie = 0	selten = 1 (bis 33 %)	häufig = 2 (bis 66 %)	fast immer = 3
1. In der Öffentlichkeit telefonieren								
2. Teilnahme an einer Aktivität in einer kleinen Gruppe								
3. In der Öffentlichkeit essen								
4. In der Öffentlichkeit trinken								
5. Mit einem Vorgesetzten oder einer Autoritätsperson sprechen								
6. Vor Publikum auftreten, handeln oder sprechen								
7. Zu einem Fest, einer Party gehen								
8. Bei der Arbeit beobachtet werden								
9. Beim Schreiben beobachtet werden								
10. Mit jemandem telefonieren, den man kaum kennt								
11. Mit jemandem sprechen, den man kaum kennt								
12. Mit Fremden zusammentreffen								
13. Besuchen einer öffentlichen Toilette								
14. Einen Raum betreten, in dem andere bereits sitzen								
15. Im Mittelpunkt der Aufmerksamkeit stehen								

16. Ohne Vorbereitung auf einer Veranstaltung sprechen								
17. An einem Test teilnehmen								
18. Gegenüber jemandem, den man kaum kennt, seine fehlende Zustimmung oder Anerkennung äußern								
19. Jemandem, den man wenig kennt, direkt in die Augen schauen								
20. Vor einer Gruppe einen vorbereiteten mündlichen Bericht geben								
21. Eine Liebes- oder Intimbeziehung aufnehmen								
22. Waren in einem Geschäft umtauschen								
23. Ein Fest, eine Party geben								
24. Dem hohen Druck eines Verkäufers widerstehen								

Tab. 2: Soziale Angstskala nach Liebowitz (1987), Selbstberichtsversion

vermindern (McLeod 1994). Die *emotionale Ansteckung* wichtiger Bezugspersonen (die Angst des Patienten löst in seinen Bezugspersonen eigene Ängste aus) ist mit einer Beeinträchtigung von deren psychologischer und psychischer Gesundheit sowie mit Belastungen der familiären und freundschaftlichen Beziehungen verbunden (Priest 2009). Daher ist es vielfach sinnvoll, alle wichtigen Systemmitglieder sowohl in die Erforschung sozialer Angstkreisläufe als auch in den Prozess der angestrebten Veränderung im therapeutischen/beraterischen Setting einzubeziehen.

1.2 Differenzialdiagnostik: Wie unterscheidet sich die soziale Angst von anderen Angststörungen?

Eine Kurzdarstellung von Angststörungen inklusive Symptomwahrnehmung und Leitaffekt bietet zu ihrer differenzialdiagnostischen Unterscheidung die Tab. 3. Anders als beim »Strukturierten Klinischen Interview für DSM 5« liegt dieser Tabelle das Diagnosesystem zugrunde, das in Deutschland in der Praxis verwendet wird: die »International Classification of Diseases« (ICD) der Weltgesundheitsorganisation WHO.

Differenzial-diagnose	**Merkmal**
Diagnose	Merkmal
Agoraphobie (F40.0)	Angst/Vermeidung von Situationen, aus denen eine Flucht nur schwer möglich erscheint (z. B. große Menschenmengen, Fahrstühle); mit/ohne Panikstörung (F40.00, F40.1) *Symptomwahrnehmung*: vitale Bedrohung, v. a. nicht sichtbare Symptome (z. B. Herzrasen, Enge in der Brust, Benommenheitsgefühl) *Leitaffekt*: Vermeidung von Hilflosigkeit
Soziale Phobie (F40.1)	Angst/Vermeidung von Situationen, in denen peinliches Verhalten befürchtet wird (z. B. Sprechen mit unbekannten Personen und/oder Autoritäten) *Symptomwahrnehmung*: soziale Bedrohung, v. a. sichtbare Symptome (z. B. Erröten, Schwitzen, Stottern) *Leitaffekt*: Vermeidung sozialer Abwertung
Spezifische Phobie (F40.2)	Angst/Vermeidung einzelner, eng umschriebener Situationen, v. a. von Gegebenheiten der Natur (z. B. Spinnenphobie, Höhenangst) *Symptomwahrnehmung*: vitale Bedrohung *Leitaffekt*: Vermeidung einer Gefahr für Leib und Seele
Panikstörung (F41.0)	plötzlich auftretende extreme Angst / Vermeidung von körperlichem Kontrollverlust (z. B. Sterben) *Symptomwahrnehmung*: vitale Bedrohung *Leitaffekt*: Vermeidung von Kontrollverlust
Generalisierte Angststörung (F41.1)	Sorgen über eine Vielfalt sozialer Situationen (z. B. Gesundheit, sozialer Status, Familie, Beruf), bezogen auf die eigene Person ebenso wie auf Dritte *Symptomwahrnehmung*: vitale Bedrohung *Leitaffekt*: Vermeidung existenzieller Katastrophen
Angst und depressive Störung, gemischt (F41.2)	gleichzeitiges Auftreten von Ängsten und Depression, ohne dass ein Störungsbild dominiert bzw. voll ausgeprägt ist

Differenzial-diagnose	**Gemeinsames Merkmal**	**Unterscheidendes Merkmal (SAS = soziale Angststörung)**
Agoraphobie	Vermeidung von Situationen mit vielen Menschen	Angst/Vermeidung von Hilflosigkeit (vs. SAS: Angst/Vermeidung von Bewertung)

Panikattacke	Erleben von Furcht vor körperlichem Kontrollverlust	Bewertung der körperlichen Symptome als vitale Bedrohung, wobei die befürchteten Symptome oft nicht sichtbar sind (z. B. Herzinfarkt) (vs. SAS: Angst/Vermeidung von z. B. Erröten, Zittern als äußerlich sichtbar und nicht lebensbedrohlich)
Generalisierte Angststörung	Sorgen über soziale Situationen	Antizipation vieler katastrophaler existenziell-bedrohlicher Ereignisse (vs. SAS: Angst vor Bewertung)
Depressive Störungen	Soziale Ängste, sozialer Rückzug, negatives Selbstbild	Erwartung von sozialer Ablehnung zeigt sich stimmungsabhängig zu Antriebs- und Interessenverlust (vs. SAS: Angst/Vermeidung von Blamage)

Tab. 3: Differenzialdiagnostik der Sozialen Phobie bzw. Sozialen Angststörung zu anderen psychischen Angststörungen, in Anlehnung an Stangier und Kollegen (Stangier et al. 2016)

Die Abgrenzung sozialer Angststörungen zu anderen Angststörungen ist oftmals nicht einfach, weil die einzelnen Symptome sich überschneiden. Auch die *Agoraphobie* zum Beispiel beschreibt die Angst im Kontakt mit vielen fremden Menschen. Jedoch geht es dabei nicht nur um die Angst, sich vor anderen zu blamieren. Vielmehr beschreibt sie die Angst, in öffentlichen Situationen die Kontrolle zu verlieren oder im Notfall keine Hilfe durch Dritte zu bekommen. *Panikattacken* (wiederkehrende schwere, nicht vorhersehbare Angstanfälle ohne spezielle Auslösesituationen) treten sowohl bei Agoraphobien als auch bei circa 50 % der Personen mit sozialer Angststörung auf. Eine gründliche Erfragung der auslösenden Situationen und des Erlebens vor dem Hintergrund des weiter unten beschriebenen Dreiweltenmodells kann helfen, mögliche Verwirrungen differenzierter zu betrachten. Insbesondere Körpersymptome ermöglichen eine Abgrenzung: Z. B. sind Erröten, Zittern und Schwitzen eher typisch für soziale Phobien; Schwindel, Schwächegefühle, Herzrasen, Brustschmerzen und Ohrensausen sind häufiger Symptome der Panikstörung und/oder Agoraphobie. Die *generalisierte Angststörung* unterscheidet sich von allen anderen Angststörungen darin, dass sie sich nicht auf spezifische Ereignisse bezieht, sondern durch eher unspezifisch anhaltende Ängste zeigt. Auch *depressive Störungen* zeigen sich sozialen Angststörungen in der sozialen Vermeidung, im negativen Selbstbild und in den sozialen Rückzugstendenzen ähnlich. Jedoch sind letztere stärker phasenhaft und kongruent mit der niedergeschlagenen Stimmung. Bei Personen mit sozialer Angststörung ist hingegen eine stärker ausgeprägte Vermeidung sozialer Situationen zu beobachten.

Tab. 3 dient der Kurzdarstellung der Merkmale der verschiedenen Angststörungen und ihrer Abgrenzung voneinander bzw. von depressiven Störungen.

1.3 Epidemiologie: Wie verbreitet sind soziale Angststörungen?

Soziale Angststörungen gehören zu den häufigsten Angststörungen in der Allgemeinbevölkerung. Über die Lebensspanne hinweg erfüllen 7 % bis 16 % der Menschen die Kriterien einer sozialen Angststörung gemäß psychiatrischer Diagnosesysteme (Wittchen a. Fehm 2003). Im Verhältnis von 3:2 sind Frauen häufiger betroffen als Männer. In klinischen Populationen sind beide Geschlechter gleich häufig anzutreffen (Stangier et al. 2016). Betroffene haben im Durchschnitt ein geringes Einkommens- sowie Bildungsniveau und sind häufig arbeitslos (Alden, Regambal a. Plasencia 2014). Sie haben oft nur kleine soziale Netzwerke und sind zudem wenig zufrieden mit der Häufigkeit und Qualität der Kontakte, die sie haben (Cramer, Torgersen a. Kringlen 2005). Außerdem sind sie selten verheiratet (Dahl a. Dahl 2010), und wenn doch, dann eher nicht zufrieden mit ihrem Partner und häufig mit Eheproblemen konfrontiert (Bech a. Angst 1996). Soziale Angststörungen treten durchschnittlich erstmals im Alter von 10 bis 13 Jahren auf (Wittchen u. Fehm 2003) und gehen mit bedeutsamen psychosozialen und beruflichen Einschränkungen einher (Stein a. Kean 2000).

1.4 Spontanverläufe: Was geschieht, wenn nichts geschieht - oder wenn es plötzlich geschieht?

Epidemiologische Studien zeigen, dass soziale Angststörungen unbehandelt tendenziell chronisch verlaufen: Eine spontane Remission der Symptome ist eher selten und liegt bei unter 20 % in den ersten beiden Jahren bzw. unter 40 % acht Jahre nach Störungsbeginn (Keller 2003).

Als plötzliche Symptomverbesserung *(sudden gain)* wird eine mindestens 25%ige und andauernde, z. B. über drei Sitzungen stabile Verminderung psychischer Symptome der sozialen Ängstlichkeit bezeichnet (Tang a. DeRubeis 1999). In ihrer Meta-Analyse konnten Idan Aderka und Kollegen (2012) zeigen, dass derartige Verbesserungssprünge in der Therapie eine überproportionale Reduktion depressiver und angstbezogener Symptome am Behandlungsende vorhersagen. Besonders eindrücklich zeigten sich diese Befunde für die kognitive Verhaltenstherapie, die am häufigsten untersuchte Therapieform zu dieser Fragestellung. Eine system-/familientherapeutische Studie zu depressiven Erkrankungen zeigte ebenfalls unerwartete Symptomverbesserungen bei 25 % ihrer PatientInnen (Gaynor et al. 2003).

Unklar bleibt, was symptombezogene Verbesserungssprünge vorhersagen können. Zur Diskussion stehen kognitive Veränderungen aufgrund der vorangegangenen therapeutischen Gespräche ebenso wie die Erfahrung kritischer Lebensereignisse außerhalb der Therapiesitzungen, die Verminderung von Hoffnungslosigkeit, selbstschädigenden Einstellungen gegenüber sich selbst als PatientIn sowie ein gesteigertes Selbstwertgefühl oder auch die Stärkung der therapeutischen Beziehung. Interessant ist, dass unerwartete Symptomverbesserungen sogar in Placebostudien berichtet werden.

Spannend erscheint uns vor dem Hintergrund von so viel Uneindeutigkeit die Diskussion spontaner Symptomsprünge im Hinblick auf die sogenannte *Theorie der natürlichen Fluktuation* von Symptomen (Aderka et al. 2012). Häufige Fluktuationen von Symptomen sehen wir vor allem bei depressiven Störungen und Angststörungen, was diese Theorie mit Blick auf die Therapie der sozialen Angst besonders bedeutsam erscheinen lässt. Wenn plötzliche Symptomverbesserungen nicht durch TherapeutInnen, PatientInnen oder besondere Lebensereignisse vorhersagbar sind, sondern sozusagen einfach »zum guten Ton« jeder psychischen Störung gehören, dann passieren sie anscheinend ganz natürlich und unabhängig von einem Therapieverlauf.

Die Theorie der natürlichen Fluktuation ist derzeit sehr umstritten. Wir möchten sie an dieser Stelle dennoch erwähnen, um ein

Bewusstsein dafür zu schärfen, dass unabhängig von der Selbstwahrnehmung therapeutischer Vor- und Rückschritte plötzliche Veränderungen im Erleben der PatientInnen auftreten können. Wichtig ist, dass diese wahrgenommen und adressiert wie auch in die Therapie einbezogen werden und es so zur Konsolidierung dieser Erfahrung seitens der PatientInnen wie auch TherapeutInnen kommen kann.

1.5 Komorbidität: Welche Probleme treten oft zusammen mit einer sozialen Angststörung auf?

Eine soziale Angststörung kommt selten allein. In einer großen US-amerikanischen Studie, dem *National Comorbidity Survey* (Magee et al. 1996), berichteten 81 % der befragten Personen über mindestens eine weitere psychische Störung, ca. 50 % über bis zu drei weitere Störungen. Am häufigsten zeigen sich andere Angststörungen wie spezifische Phobien, Agoraphobien und posttraumatische Belastungsstörungen. Ebenso berichten die betroffenen Menschen über zusätzliche affektive Störungen und/oder Substanzabhängigkeiten. Eine soziale Angststörung geht meist anderen Störungen voraus und stellt einen Risikofaktor für die Entstehung weiterer psychischer Störungen dar. Ein Grund hierfür könnte in den starken Vermeidungstendenzen liegen, durch die betroffene Personen Schutz vor scheinbar gefahrvollen sozialen Interaktionen erleben. Andererseits bedingen sie Gefühle der Einsamkeit und Demoralisierung. Ein solches Erleben kann ein vermindertes und stärker negativ gefärbtes Selbstbild bewirken. Mehr als zwei Drittel der Personen mit einer sozialen Angststörung äußern Suizidgedanken und ungefähr ein Drittel hat schon einmal einen Suizidversuch unternommen. Das Suizidrisiko ist daher bei Personen mit einer depressiven und sozial ängstlichen Störung dreimal so hoch im Vergleich zu Personen mit einer depressiven Störung ohne begleitende soziale Angststörung (Szafranski et al. 2014).

1.6 Risikofaktoren: Wer wird sozial ängstlich und wer nicht?

Die Grundlage eines systemtheoretisch fundierten Verständnisses sozialer Ängste bildet die Annahme, dass zwischenmenschliche Beziehungen durch Zirkularität und Rückbezogenheit gekennzeichnet sind: Menschen drücken in ihren Symptomen aus, wie es ihnen in ihren Beziehungen geht, sowohl in dyadischen und triadischen wie auch in größeren Mehr-Personen-Systemen. Wir verstehen soziale Angst als eine Ressource, die eine Gefahr anzeigt. Diese Gefahr kann von sozialer Zurückweisung bis hin zum Ausschluss reichen: »Wenn ich mich nicht *passend,* sondern *peinlich* verhalte, werde ich abgewertet. Dann gehöre ich nicht mehr dazu. Eine solche Zurückweisung tut mir weh, ich erlebe sie als vernichtend.« Gegen diese nie ganz unberechtigte Angst vor der sozialen Ausschließung kann der sie erlebende Mensch Gegenmaßnahmen ergreifen.

Zu familiären Risikofaktoren zählt *ein Klima sozialer Unsicherheit im Herkunftssystem:* so etwa, wenn sich Eltern stark kontrollierend und überfürsorglich-ängstlich zeigen und dem Kind nur wenig emotional-körperliche Zuwendung anbieten können. Als Beispiel: Wenn eine Familie wenig sozial eingebunden ist und die Eltern der Meinung Dritter einen hohen Stellenwert einräumen, könnte das Kind mit Blick auf das elterliche Verhaltensmodell beschließen, sich sozial zurückzuhalten und das, was Dritte über es denken, zur primären Handlungsmotivation zu machen.

Im Erwachsenenalter spielt die *emotionale Ansteckung im Gegenwartssystem* eine Rolle. Als Beispiel: Wenn ein Partner soziale Ängste in die Beziehung einbringt, könnte sich der andere Partner diesen Ängsten gegenüber partnerschaftlich zugewandt zeigen und in diesem Prozess selbst eigene Ängste entwickeln. Auch *genetische Komponenten* können ausschlaggebend sein. So zeigen Kinder sozial ängstlicher Eltern häufiger eine soziale Angststörung als Kinder psychisch gesunder Eltern (Buehler a. Weymouth 2013). Kinder können auch mit einer biopsychologisch begründeten »Verhaltenshemmung« auf die Welt kommen, die in einer sozial ängstlichen Umwelt die Entwicklung einer sozial ängstlichen Symptomatik begünstigt (Biederman et al. 2001). Insofern sind Kinder zugleich transgenerationale Erben, geprägt von (ängstigenden) Erfahrungen aus ihrem Herkunftssystem, mit denen sie aktiv ihr Gegenwartssystem mitgestalten.

Sozial ängstliche Kinder und Erwachsene berichten häufiger über negative soziale Erlebnisse in der Vergangenheit: Ca. 50 % der Betroffenen berichten *soziale Traumata* wie elterliche Scheidung, psychische Störungen eines oder beider Elternteile, familiäre Konflikte, Bullying in der Schulzeit und Mobbing am Arbeitsplatz bis hin zu sexuellem Missbrauch.

Wir verstehen soziale Angststörungen - wie alle anderen Störungen auch - als Indikatoren für *Schwellenphasen* und als die von einem sozialen Beziehungssystem gewählte und zum jeweiligen Zeitpunkt bestmögliche Lösung einer Entwicklungsaufgabe. Diese besteht in einem *Ausbalancieren von Wünschen nach Autonomie, Freiheit und Verantwortungsübernahme einerseits* und *Wünschen nach Bezogenheit, Geborgenheit und Sicherheit andererseits.* So mag ein ausgewogenes Maß an *Eigenständigkeit* für eine Person darin bestehen, sich passend häufig mit Freunden und Bekannten zum abendlichen Zeitvertreib zu treffen oder jede Party mitzunehmen. Für eine andere Person mag es wichtig sein, ein für sie passendes Hobby oder eine für sie passende Berufsausbildung zu wählen, auch oder gerade, weil diese nicht von den Eltern vorgelebt wurde. Es geht darum, dass die betroffene Person etwas findet, das sie als subjektiv bedeutsam und erfüllend erlebt. Ein ausgewogenes Maß an *Bezogenheit* mag durch die Möglichkeit charakterisiert sein, sich gedanklich, emotional und körperlich anlehnen zu können, andere um Hilfe und Rat bitten zu können und unterstützt zu werden.

Werden Eigenständigkeits- und Bezogenheitsbedürfnisse innerhalb der Person und/oder zwischen ihr und nahen Bezugspersonen ausgehandelt (wie viel Gemeinsamkeit, wie viel Abgrenzung sie für sich beansprucht und von anderen zugestanden bekommt), können Ambivalenzen entstehen. Werden diese Ambivalenzen gelöst, führt dies dazu, dass bezogene Autonomie erlebt wird, in der Menschen ihr Leben sowohl eigenständig als auch rückbezogen, d. h. in Beziehung zu ihnen wichtigen Menschen, gestalten.

Das Konzept der *bezogenen Autonomie* geht zurück auf die von Helm Stierlin (1976) beschriebene bezogene Individuation. Hierbei geht es darum, individuelle Identität und psychische Grenzen sozialer Systeme auszubilden, wobei ein höheres Maß an Individuation immer auch ein höheres Maß an Bezogenheit einfordert wie auch ermöglicht.

Warum stellen solche Schwellensituationen einen Risikofaktor für die Entwicklung sozialer Ängste dar? Soziale Ängste schützen Systemmitglieder davor, Freiheitswünsche offen zu kommunizieren und dadurch das System zu gefährden. Gegenseitige Loyalitäten in Abgrenzung zu den Umwelten, die ein soziales System umgeben, schweißen alle Beteiligten zusammen. So zeichnen sich sozial ängstliche Systeme in der Regel durch eine hohe innersystemische Kohärenz, Reduzierung bis hin zur Vermeidung sozialer Kontakte und eine hohe Orientierung an sozialen Normen aus. Nicht selten führt dies zirkulär zu einer sozialen Verunsicherung auch des Umfeldes eines sozial ängstlichen Systems.

2 Erklärungsmodelle für soziale Angststörungen

Bevor wir auf verschiedene Störungsmodelle eingehen, die sozialen Angststörungen zugrunde liegen können, möchten wir an dieser Stelle einleitend auf die Bedeutung sozialer Interaktion und Gesundheit eingehen sowie ausgewählte Beziehungstheorien vorstellen, die für das Verständnis sozialer Angststörungen insgesamt hilfreich sein können.

Menschen, die sich sozial eingebunden erleben (»soziale Inklusion«), berichten über ein gutes Selbstwertgefühl, wohingegen Personen mit häufigen interpersonalen Konflikten und damit einhergehend nur wenigen Freundschaften sich in ihrem Selbstwert beeinträchtigt erleben (Stinson et al. 2009). Ein geringes Selbstwertgefühl erschwert umgekehrt wiederum das Wahrnehmen der Akzeptanz durch andere (Cameron et al. 2010). Bei schwachen oder wenigen sozialen Bindungen wird zwischen sozialer Isolation und Einsamkeit unterschieden: Soziale Isolation wird an der Anzahl der Kontaktpartner und der Häufigkeit sozialer Kontakte gemessen, Einsamkeit beschreibt die subjektive Empfindung der Nichtbefriedigung sozialer Bedürfnisse im Rahmen der bestehenden sozialen Beziehungen. Sowohl soziale Isolation als auch Einsamkeit gelten als Hauptrisikofaktoren für die Mortalität einer Person. So zeigen Individuen mit wenig sozialen Kontakten im Vergleich zu sozial eingebetteten Menschen ein fast doppelt so hohes Sterberisiko im nächsten Jahrzehnt (Darbonne, Uchino a. Ong 2013; House, Landis a. Umberson 2003). Diese Ergebnisse verweisen also darauf, dass insbesondere Menschen mit sozialen Angststörungen sich weniger akzeptiert und sozial unterstützt erleben, darauf mit sozialem Rückzug reagieren können, dadurch rekursiv verstärkt soziale Isolation und Einsamkeit wahrnehmen und als Folge ein im Vergleich zu Gesunden erhöhtes Mortalitätsrisiko zeigen können.

In der circumplexen Beziehungstheorie (Leary 1957) werden Grundprinzipien sozialer Interaktionen beschrieben, die auch für soziale Angststörungen relevant sind: Impact-Nachricht, Komplementarität und beidseitige Wirkung. Jede soziale Verhaltensweise sendet eine interpersonale Nachricht, die zu einer Antwort des Gegenübers einlädt *(Impact-Nachricht)*. Interaktionen werden zufriedenstellender erlebt, wenn viele Interaktionspartner übereinstimmend auf eine gezeigte Anschlussorientierung (»affiliation«) reagieren *(Komplementarität)*. Soziale Interaktionsmuster scheinen dabei langfristig stets einen für alle Seiten befriedigenden sozialen Austausch anzustreben *(beidseitige Wirkung)* und tragen dabei nicht selten zu interpersonalen Konflikten bei, wenn die Beteiligten über die Spielregeln dieses Austausches uneinig sind. Auch erklärt sich in diesem Sinne, wie eigene Erwartungen das Verhalten anderer scheinbar vor- oder mitbestimmen (»self-fulfilling prophecy«): Erwartet eine Person von ihrem Interaktionspartner eine negative Bewertung, erhöht dies die Wahrscheinlichkeit, dass die andere Person sich in der Tat sozial abwertend verhält. Russell und Kollegen (2011) konnten zeigen, dass Menschen mit sozialen Angststörungen ein gesteigertes unterwürfiges Verhalten als Antwort auf angstmachende soziale Situationen zeigen, jedoch ein positiv symmetrisches und anschlussorientiertes Verhalten in emotional sicher erlebten Situationen. Auch sind die Öffnung der eigenen Person gegenüber anderen (»self-disclosure«) und die soziale Reaktion des Gegenübers darauf (»responsiveness«) interaktiv miteinander verwoben. Die Öffnung gegenüber anderen ist Teil des Beziehungsprozesses, in dem jede Person zunehmend mehr persönliche Meinungen, Gefühle und Erfahrungen einbringt. Dabei wird der Grad der Selbstöffnung an der Reaktion des Gegenübers gemessen. So kann jeder Interaktionspartner zu jeder Zeit die Nähe und Distanz in einer sozialen Beziehung mitregulieren. Ein wertschätzender Zuhörer, sei dies eine wichtige Bezugsperson im privaten sozialen System oder der Therapeut als Teil des professionell-unterstützenden Systems, kann seinen Interaktionspartner also durch die Art, wie er auf das Erzählte reagiert, zu mehr Offenheit animieren, ein ablehnender Zuhörer zu mehr distanziertem Verhalten.

2.1 Kognitiv-verhaltenstherapeutisches Störungsmodell: Was haben Sicherheitsverhalten und Aufmerksamkeits-lenkung mit sozialen Ängsten zu tun?

2.1.1 Das kognitiv-verhaltenstherapeutische Störungsmodell der sozialen Angst

Menschen mit sozialer Angst sind in sozial unvertrauten Situationen in ihren Verhaltensmöglichkeiten eingeschränkt. Aus der Sicht der kognitiven Verhaltenstherapie sind sie mit der negativen Interpretation ihrer Symptome so beschäftigt, dass sie laut Wong, Gordon und Heimberg (2014) nicht mitbekommen, was wirklich um sie herum passiert. Sie greifen dann auf ein automatisiertes Sicherheitsverhalten zurück und versuchen, sich so »normal wie möglich« zu verhalten.

In den Anfängen der Verhaltenstherapie zu Beginn des 20. Jahrhunderts waren die Ideen des russischen Physiologen Ivan Pawlow zur klassischen Konditionierung auch zur Erklärung von sozialen Ängsten prominent: Ein zuvor neutraler Reiz (z. B. Begegnung mit einem Menschen) wird mit einem Angstreiz (z. B. Stirnrunzeln) gepaart, sodass zukünftig allein das Wahrnehmen einer gerunzelten Stirn Angst auslöst, unabhängig davon, ob die stirnrunzelnde Person negativ über die andere Person denkt oder ihr gerade mit besonderem Interesse hochkonzentriert in ihrem Vortrag folgt. Der US-amerikanische Psychologie Edward Lee Thorndike erklärte Verhalten, und damit auch soziale Ängste, nicht auf der Assoziation zweier Reize basierend, sondern als eine Reiz-Reaktions-Verkettung. Danach kann die Reaktion eines rasenden Herzschlages auf eine exponierende Situation (z. B. Wortmeldung im Seminar) dazu führen, dass diese Reaktion zukünftig zu vermeiden versucht wird (z. B. keine mündliche Beteiligung mehr im Seminar). Schwächt sich das Herzrasen dadurch ab, kann von einer negativen Verstärkung durch Wegfall einer negativen Konsequenz im Sinne der operanten Konditionierung nach dem US-amerikanischen Psychologen Burrhus Frederic Skinner gesprochen werden (Becker-Carus u. Wendt 2017).

Die genannten Theorien wurden im Rahmen von Tierverhaltensexperimenten in den Anfängen des letzten Jahrhunderts entwickelt und schließlich auf menschliches Verhalten übertragen. Unbeachtet bis hin zu ungeklärt blieb dabei für eine lange Zeit die Frage, wieso Menschen sich dennoch in der einen oder anderen Art und Weise verhalten, selbst wenn sie wissen, d. h. kognitiv nachvollziehen können, dass objektiv keine Gefahr in der Situation besteht (z. B. weil Stirnrunzeln auch Interesse anzeigen kann; Wortmeldungen im Seminar keine Gefahr für Leib und Leben bedeuten). Einen großen Erkenntnisgewinn brachte die kognitive Wende in den 1980er-Jahren.

Beck, Emery und Greenberg (1985) formulierten erstmalig Hypothesen zur Entstehung und Aufrechterhaltung sozialer Ängste durch »negative kognitive Schemata«. Danach nehmen Menschen mit sozialen Ängsten sich selbst als inkompetent und unzureichend wahr, gleichzeitig erleben sie andere als ihnen gegenüber äußerst kritisch. Ebenso unterstützt eine soziale Angst einen hohen Anspruch an sich selbst, gesellschaftliche Rollenerwartung möglichst perfekt zu erfüllen. Diese negativen kognitiven Schemata werden durch unkonditionale oder konditionale Annahmen abgespeichert. Unkonditionale Annahmen beschreiben Grundüberzeugungen wie »Ich bin in allem schlecht« oder »Man kann mich nicht mögen«. Konditionale Annahmen sind Wenn-dann-Überzeugungen im Sinne von: »Wenn ich mich nicht gut präsentiere, dann bin ich langweilig.«

Den Ursprung solcher Denk-, Fühl- und Verhaltensmuster vermuten die Autoren in der frühen Kindheit, z. B. durch Modelllernen von den Eltern oder durch den elterlichen Erziehungsstil. Übergangsphasen gelten als besonders vulnerabel (z. B. in der Pubertät). Dann stellt die Umgebung neue Anforderungen an die Betroffenen, für die noch keine hinreichenden Bewältigungsmöglichkeiten entwickelt werden konnten. Kommt es zu einer Überforderung, können soziale Ängste im Übermaß entstehen, in deren Folge die Angst auslösenden sozialen Situationen vermieden werden. Folglich werden korrigierende Erfahrungen verhindert, die uns zeigen, dass Erwartungen sozial negativer Bewertungen nicht »notwendigerweise« und »immer« erfüllt werden müssen (Wong, Gordon a. Heimberg 2014).

Clark und Wells (1995) (s. Abb. 1) erweiterten das verhaltensorientierte Modell von Beck und Kollegen um den Aspekt der Kognition. Sie unterscheiden spezifische störungsaufrechterhaltende Mechanismen der Informationsverarbeitung. Sie nehmen an, dass entwicklungsbedingte Schemata in spezifischen Situationen automatische Gedanken hervorrufen, die dem Umfeld eine höhere Kompetenz zuschreiben als der Person selbst und eine negative Bewertung durch andere antizipieren. Mit diesen Gedanken gehen im Wesentlichen drei Konsequenzen einher:

1. Sicherheitsverhalten zur Verhinderung der befürchteten Katastrophe,
2. Fokussierung der Aufmerksamkeit auf sich selbst und Vermeidung der gefürchteten Konfrontation mit Dritten,
3. Deutung der körperlichen Angstsymptome als Anzeichen dafür, dass die Situation »wirklich gefährlich« ist.

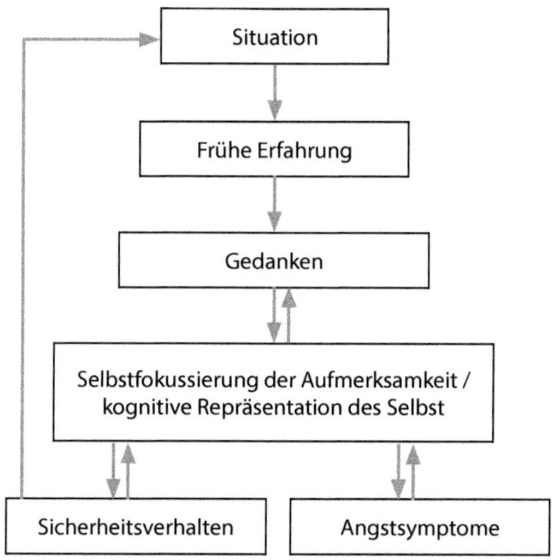

Abb. 1: Kognitiv-verhaltenstherapeutisches Störungsmodell sozialer Angst nach Clark und Wells

Darüber hinaus wird davon ausgegangen, dass die körperlichen Stressreaktionen sichtbar sind und das Umfeld diese negativ wahrnimmt (z. B. Erröten, Zittern, Schwitzen). Insofern werden ängstliche Gefühle mit ängstlichem Aussehen gleichgesetzt, oder wie Clark und Wells (ebd.) formulieren: »Ich fühle mich nervös, daher muss jeder erkennen, dass ich nervös bin« (Clark u. Wells 1995, S. 4).

Die Autoren gehen davon aus, dass übermäßige Selbstfokussierung der Aufmerksamkeit, Sicherheitsverhalten und Angstsymptome auf komplexe Art und Weise miteinander interagieren. Die antizipatorische Verarbeitung (Erwartungsangst) kann zur intensiven Imagination der Katastrophe führen und dazu beitragen, sich von dieser Situation zurückzuziehen. Warum aber bleibt die soziale Angst auch nach positiven Erfahrungen bestehen? Clark und Wells (ebd.) beschreiben, dass die nachträgliche selektive Verarbeitung die eigenen Missgeschicke ins Zentrum der Betrachtung stellt und somit die zunehmende Festigung dysfunktionaler Überzeugungen wahrscheinlicher macht (Wong, Gordon a. Heimberg 2014). Hinweise auf ein positives Verhalten werden ignoriert, Hinweise auf ein negatives Verhalten überdeutlich wahrgenommen, was wiederum zu einer Verstärkung von Sicherheitsverhalten und überhöhter Selbstaufmerksamkeit führt.

2.1.2 Die kognitiv-verhaltenstherapeutische Behandlung der sozialen Angst

Kognitive Verhaltenstherapie erforscht zunächst die unterschiedlichen Situationen, in denen eine übermäßige, negativ verzerrte Selbstaufmerksamkeit stattfindet und welches Sicherheitsverhalten gezeigt wird. Der Therapeut versucht dabei die innere Logik des Angstkonstrukts, soweit der Patient dies zulässt, zu verstehen und schriftlich festzuhalten. Anhand der Verschriftlichung werden die unkonditionalen und konditionalen Annahmen demonstriert und mit gezielten Fragen durch den Therapeuten auf die Probe gestellt. Der Therapeut dient dabei als Modell für eine empirische, quasi experimentelle (ausprobierende) Grundhaltung gegenüber den Überzeugungen (Stangier et al. 2016). Ist die innere Logik der sozialen Angst erforscht, wird die Angst durch einzelne Übungssituationen gezielt ausgelöst. Die Idee ist, die Furchtstruktur kognitiv wie auch physiologisch anzuregen, um durch neue korrigierende Erfahrungen (z. B. keine negative Bewertung, möglicherweise sogar Anerkennung für gezeigtes Verhalten) das Erleben der Situation mit anderer Perspektive zu ermöglichen. Im weiteren Therapieverlauf kommen Videoaufnahmen und Feedbacksituationen zum Einsatz. Der Patient soll das Selbstbild, welches er aus seinen inneren Empfindungen abgeleitet hat, durch das Demonstrieren und negative Erleben der Auswirkungen der Selbstaufmerksamkeit und des Sicherheitsverhaltens in den Experimenten neu konzipieren.

2.2 Psychodynamisches Störungsmodell: Was kann das zentrale Beziehungsthema im Kontext sozialer Ängste sein?

2.2.1 Das psychodynamische Störungsmodell der sozialen Angst

Psychodynamische Theorien thematisieren Beziehungserfahrungen der frühesten Kindheit als prädisponierende Faktoren für die Entstehung von sozialen Angststörungen. Ein psychodynamisches Konfliktverständnis fokussiert auf die Verarbeitung von genuin menschlichen Bedürfnissen, die in kritischen Entwicklungsphasen aus unterschiedlichen Gründen nicht erfüllt werden konnten. So ist uns allen das Bedürfnis nach sozialer Zugehörigkeit und Anerkennung bekannt und zugleich sind wir variabel darin, dass dieses Bedürfnis mal mehr und mal weniger befriedigt werden kann. Psychodynamische Konflikte entstehen dann, wenn ein Zuviel oder Zuwenig solcher Bedürfnisbefriedigung die betroffene Person zu kompensatorischem Verhalten drängt. Wenn zum Beispiel das Bestreben eines Jugendlichen nach Selbstverwirklichung (Hobbys, Musikgeschmack, Kleidung u. a.) mit der Abwendung der Mutter vom Jugendlichen einhergeht, kann sich ein ausgeprägter Konflikt zwischen dem Autonomiebedürfnis und der Gefahr negativer Sanktionen durch Dritte (die Mutter) zeigen. Dieser Konflikt führt dann möglicherweise zum Auftreten von Verhaltensweisen einer sozialen Angststörung. Insofern zeigen Symptome innere und zugleich sozial verankerte Konflikte an und können als Kompromiss verstanden werden, um das psychische Gleichgewicht der betroffenen Person zu stabilisieren. Damit einher geht jedoch eine zunehmend eingeschränkte »Realitäts-«Überprüfung, die Sicherheit ermöglichende Erfahrungen und somit den Aufbau eines gesunden und ausgeglichenen Selbstwertes verhindert.

Ein zentrales Kernstück einer psychodynamischen Behandlung ist das zentrale Beziehungskonflikt-Thema. Dieses wird zusammen mit dem Patienten erarbeitet und dient als roter Faden der Therapie. Es besteht aus einem Wunsch (z. B. »Ich will, dass die anderen mich für sehr kompetent und wissend halten«), einer Angst vor der Reaktion der anderen (z. B. »Andere werden vor allem nach Fehlern suchen - und diese mit hoher Wahrscheinlichkeit auch finden«) und einer Reaktion des Betroffenen selbst (z. B. »Ich werde alles, was mich inkompetent erscheinen lassen könnte, verbergen und kontrolliere jedes kleinste Detail meines Tuns sorgfältig«). Ist das zentrale Beziehungskonflikt-Thema beschrieben, kann mit diesem in unterschiedlichen Situationen gearbeitet werden und so eine Veränderung dieses Themas erfolgen (Leichsenring et al. 2015).

2.2.2 Die psychodynamische Behandlung der sozialen Angst

Eine manualisierte Form psychodynamischer Therapie ist als supportiv-expressive Therapie (SET) nach Luborsky (1999) entwickelt worden. Die Idee der SET ist, dass Therapeuten einerseits supportiv (stützend) und andererseits expressiv (interpretierend) intervenieren können. Supportive Elemente dienen dazu, eine therapeutische Beziehung herzustellen. Dazu gehören beispielsweise ein fester Sitzungsrahmen oder die Betonung der Ressourcen und des Ziels. Supportive Interventionen werden noch genauer in Typ I (»Verständnis und Akzeptanz«) und Typ II (»Wir-Bündnis«) unterteilt. Expressive Elemente helfen dem Patienten beim Verständnis seiner Symptome und des zentralen Beziehungskonflikt-Themas. Beide Elemente werden je nach Zustand des Patienten angepasst und ermöglichen so eine flexible therapeutische Herangehensweise. Ziel ist, über eine stetige Verfeinerung des Beziehungskonflikt-Themas bei fortwährend gefestigter, respektvoller therapeutischer Beziehung eigenständige Symptomexpositionen und die Konfrontation des Patienten mit seinen überhöhten Selbstansprüchen zu ermöglichen.

2.3 Biologisches Störungsmodell: Wie zeigen sich soziale Ängste körperlich?

Die Pathophysiologie beschreibt mögliche Zusammenhänge zwischen körperlichen Faktoren und Symptomen sozialer Angst. Wichtig im Erleben von Gefühlen sind das sympathische und das parasympathische Nervensystem (autonomes Nervensystem). Der Sympathikus ist für

Aufmerksamkeitsprozesse und Fluchtbereitschaft verantwortlich, der Parasympathikus spielt im Ruhezustand eine zentrale Rolle. Beide Nervensysteme werden von zentralen emotionalen Prozessen beeinflusst und führen dazu, dass auf die Wahrnehmung gefahrvoller Situationen mit Kampf, Flucht oder »Totstellen« reagiert wird. Physiologisch kommt es bei einer Sympathikus-Aktivierung zu einer stark erhöhten Ausschüttung von Adrenalin und der direkten Stimulation von Muskeln und Organen, körperlich spürbar unter anderem in einem erhöhten Puls und Blutdruck, Erröten, Schwitzen oder Zittern (Bradley a. Lang 2007).

Die Studienlage zur Pathophysiologie der sozialen Angst ist bisher uneindeutig. Meist werden Veränderungen im Neurotransmittersystem, und hier vor allem eine Reduktion des dopaminergen sowie eine Veränderung des serotonergen Systems, adressiert. Auch werden Veränderungen der Amygdala, der Insula, des fusiformen präfrontalen Kortexes angenommen, zum Beispiel in der stärker negativen bis hin zur emotional schmerzhaften Verarbeitung von Umweltreizen sowie der negativen Interpretation eigentlich neutraler Reize auf kognitiver Ebene. So zeigen Menschen mit sozialen Angststörungen atypische Aktivierungen bestimmter Gehirnregionen, einen gesteigerten Kortisolspiegel, eine veränderte Herzschlagratenvariabilität und ein geschwächtes Immunsystem im Vergleich zu gesunden Menschen. Soziale Angst geht mit einer erhöhten sympathischen und reduzierten parasympathischen Aktivität einher. Dies gilt sowohl für den Ruhe- als auch den Aktivitätszustand. Dabei erholen sich sozial ängstliche Menschen weniger schnell von einer Konfrontation mit einer sozial bewertenden Situation (z. B. eine Rede halten) als Gesunde (Krämer et al. 2012).

Da derartige Veränderungen die Lebensqualität für Betroffene wie auch für wichtige Bezugspersonen deutlich einschränken können, ist eine ganzheitliche Sichtweise auf die Entstehung, Aufrechterhaltung und die Konsequenzen von sozialen Angststörungen umso bedeutsamer (Syal a. Stein 2014). Angst ist für die Wahrnehmung und Verarbeitung von Gefahrenreizen grundlegend wichtig und daher eine bedeutsame Ressource, um unser menschliches Überleben zu sichern. Deshalb stellt das Gehirn entsprechende Angstreaktions- und -verarbeitungsprogramme bereit.

2.4 Systemisches Störungsmodell: Kann Angst ein nützliches Mitglied von Beziehungskreisläufen werden?

Zunächst beschreiben wir in Abschnitt 2.4.1 unser allgemeines systemisches Modell zur Beschreibung und Erklärung verschiedenster Ängste. Abschnitt 2.4.2 geht speziell auf die sozialen Ängste ein.

2.4.1 Systemische Erklärung von Angst im Allgemeinen

Zentral ist unser Verständnis von Angst als Komponente in drei lebenswichtigen Welten: in der Psyche des Einzelnen, in seinen sozialen Beziehungen und in seinem Körper. In der Systemtherapie spielt die Welt der sozialen Systeme eine größere Rolle als in anderen Therapieschulen. Sie kann aus einer oder mehreren wichtigen zwischenmenschlichen Beziehungen bestehen (s. Kasten 1).

Kasten 1: Was ist ein soziales System?

Ein soziales System ist – abstrakt formuliert – ein Satz von Elementen (z. B. Freunde, Familie, Peers, Team- und Arbeitskollegen, Vorgesetzte), die durch Beziehungen miteinander verbunden sind. Im Verlauf der Zeit bilden sich mit wiederholter Beziehungsgestaltung für das jeweilige soziale System charakteristische Denk-, Fühl- und Verhaltensmuster aus. Die Grenzen eines sozialen Systems legen fest, was innerhalb und außerhalb dieses Systems liegt, wer und was dazugehört und wer oder was nicht. Angst kann dabei ebenso als Produkt dieser Beziehungen gesehen werden wie auch als »Mitglied« mit einer wichtigen Funktion.

Ein Verständnis von Angstsymptomen als Elementen aller drei Welten (Psyche, Körper, soziales System) erlaubt es, deren jeweils spezifische Rolle ebenso zu beachten wie deren störungsspezifisches Zusammenwirken untereinander. Die besondere Beachtung der sozialen Systeme verhilft dazu, den Blick über eine reine Zentrierung auf Störungen im Individuum und in seinem Körper hinaus auf das »Zwischen-uns« von Menschen zu richten. Dieses »Zwischen-uns« kann über Beziehungsstrukturen und -muster beschrieben werden. Es ermöglicht es auch, in der Therapie verhaltensnah und spezifisch an der Interaktion von PatientInnen und deren wichtigen Bezugspersonen zu arbeiten.

Ursprungsbedingungen versus aktuelle problemaufrechterhaltende Bedingungen

Systemische Erklärungen unterscheiden zwischen den aktuellen Faktoren, die eine Problematik aufrechterhalten oder diese jeweils neu erzeugen, und den ursprünglichen Entstehungs- oder Ausgangsbedingungen. Für Veränderungen und damit für die Therapie sind Erstere entscheidend. Bei vielen Störungen, und auch bei Angstproblemen, erweist sich oft die Art der Problemlösung seitens des Patienten als Faktor der Problemerzeugung. Bei Angst können die individuellen Lösungsversuche von Patienten in ihrem Kampf gegen die Angst (z. B. Selbstbeobachtungen, Selbstkontrolle, Sicherheitsstrategien, Vermeidung von Gefahren) selbst zur ängstlichen Wahrnehmung, zur Bestätigung der Gefährlichkeit vermiedener Gefahren und damit zur weiteren Erzeugung von noch mehr Angst führen. Für das soziale System bedeutet das: Die interaktionellen Muster in einer Partnerschaft oder in einer Familie im Umgang mit dem ängstlichen Patienten oder der Angst können zur Aufrechterhaltung der Angstproblematik selbst beitragen oder diese sogar immer wieder neu erzeugen. Solche zirkulären Teufelskreise der »Entstehung der Angst durch Umgang mit der Angst« gilt es dann in der Therapie zu berücksichtigen.

Das Dreiweltenmodell

In Anlehnung an Luhmann (2017) lässt sich menschliches Leben als aus drei Systemen »zusammengesetzt« beschreiben: Biologie bzw. Körper, psychisches Erleben und soziale Welt mit ihren Interaktionen und Kommunikationen (s. Abb. 2). Zum Körper gehören alle physiologischen und biochemischen Prozesse und Abläufe. Zur Psyche gehören Gedanken, Gefühle und deren Organisation von Motorik und Sprache. Zur sozialen Welt gehören die Kommunikationen, die sozialen Interaktionen und deren Strukturen. Allgemein und auch für Angststörungen relevant ist die Frage, wie diese drei Bereiche zusammenwirken, aufeinander einwirken und dabei ggf. zur Genese oder Aufrechterhaltung der Angstproblematik beitragen. Manche biopsychosozialen Modelle siedeln die drei Systeme in einer gemeinsamen Überlebenseinheit an. Dann gehören sie alle einer Welt an und stehen darin in einem »Teile-Ganzes«-Verhältnis zueinander. Jedes der Systeme ist dann ein

Teil des einheitlich Ganzen. Luhmann und mit ihm einige modernere systemtheoretische Architekturen ersetzen dieses Teile-Ganzes-Verhältnis durch ein »System-Umwelt-Verhältnis«, bei dem jedes dieser

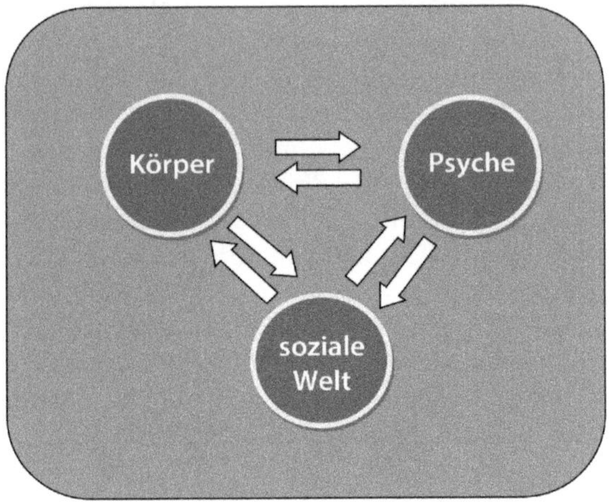

Abb. 2: Dreiweltenmodell

Systeme seiner eigenen Logik folgt und nur gemäß dieser Eigenlogik auf die jeweils anderen Systeme reagiert. Systemtheoretisch wird das die »Autopoiese« eines Systems genannt (Maturana u. Varela 1985) (s. Kasten 2).

Kasten 2: Was ist Autopoiese?

Die beiden chilenischen Neurophysiologen Humberto R. Maturana und Francisco J. Varela nutzten den Begriff der Autopoiese zur Beschreibung von lebenden Systemen, die sich selbst erzeugen, aufrechterhalten und verändern können. Übersetzt auf das soziale Leben geht es um die Frage, wie lebende Systeme sich selbst unter Mitwirkung der sie konstituierenden Elemente (z. B. menschliche Beziehungen) und deren Charakteristika (z. B. Denk-, Fühl- und Handlungsmuster) erzeugen *(rekursive Selbstherstellung).* Nach dem Autopoiese-Konzept können wir nicht davon ausgehen, dass eine Eingabe (Input, z. B. eine therapeutische Intervention) in eines dieser Systeme zu einem zuvor vorhersagbaren Ergebnis (Output, z. B. ein Therapieergebnis) führen wird. Vielmehr verarbeiten Systeme Einflüsse von außen (z. B. Arbeitsplatz, Familienfeier, Therapiesetting) auf sehr »eigensinnige« und zuweilen unvorhersehbare Weise. Daher kann jegliche (auch systemische) Therapie nur günstige (versichernde, Mut machende, anregende und irritierende) Randbedingungen für die im Rahmen der Autopoiese des Patientensystems möglichen autonomen Lösungen anbieten.

Alle drei Systeme sind strukturell aneinandergekoppelt und nur gemeinsam überlebensfähig. Sie beeinflussen sich gegenseitig (zirkulär). Die Emotion Angst, durch andere schlecht bewertet zu werden, lässt z. B. unser Herz schneller schlagen, wir erröten, schwitzen und unsere Beine schlottern. Die Psyche deutet dann solche Körperreaktionen ggf. selbst als Zeichen einer realen Gefahr bzw. als Bestätigung derselben. Die Gedanken interpretieren also: »Dies ist eine wirklich gefährliche Situation, ich bin in der Gefahr, dass andere mein Auftreten für total peinlich halten und mich abwerten!« Auf der sozialen Ebene reagieren wir dann ggf. mit Rückzug, binden uns stark an einige ausgewählte Menschen und regeln so Nähe und Distanz zu unseren wichtigen Bezugspersonen mit dem Ziel, (weitere) Verletzungen zu vermeiden.

Psyche und Körper: Die Individualperspektive

Psyche: Angst ist ein Vorgang im Körper und in der Psyche bzw. Folge einer Interaktion dieser beiden Welten. Zu Angst gehören immer körperliche Prozesse und deren Wahrnehmung und Wertung durch die Psyche. Das psychische Innenleben lässt sich noch einmal unterteilen in den Bereich der Gedanken und den der Gefühle, auch wenn sich diese nicht immer strikt voneinander unterscheiden lassen (vgl. z. B. das Konzept der Affektlogik bei Ciompi 1997). Bei Angststörungen sind die intrapsychischen Vorgänge bei einem Patienten von charakteristischer Bedeutung. Dazu gehört, wie in dieser psychischen Welt der Körper (z. B. bei der Hypochondrie) oder die Beziehung zur sozialen Welt (z. B. bei der sozialen Phobie) erlebt wird.

Aus systemischer Sicht ist die »Erzeugung von *Sinn*« ein charakteristisches Merkmal der Prozesse der Psyche. Dazu gehört, stattgehabten oder möglicherweise in der Zukunft eintretenden Ereignissen eine Bedeutung zuzuschreiben. Bei Angst geht es meistens um die Bedeutung potenziell bedrohlicher Ereignisse in der Zukunft - also um die Nutzung der Dimension der Zeit, die in Vergangenheit, Gegenwart und Zukunft eingeteilt wird. Man könnte das auch so formulieren: »Ohne bedrohliche Zukunft keine Angst!« Die im Angsterleben so bedrohlich erlebte Zukunft soll verhindert werden oder man sucht nach Wegen, der Bedrohung zu entkommen. Das zukünftig Bedrohliche rückt damit im Erleben dicht an die Gegenwart heran oder verschmilzt mit ihr. Aus narrativer Sicht (»Das Leben besteht aus Geschichten – wir erzeugen uns in unseren Geschichten«, vgl. z. B. White und Epston 1990) ist die Angst ein sich und anderen immer wieder erzähltes »Szenario« mit bedrohlichen bis katastrophalen Inhalten. Dies kann zu einer sich selbst verewigenden Form der Erzählung werden. In paradoxer Weise haben Angstpatienten im Verlauf der Entwicklung ihrer Angstproblematik dann oft nicht mehr primär vor einem bedrohlichen Ereignis Angst, sondern Angst vor der Angst selbst. Der Versuch, das Eintreten dessen, wovor man Angst hat, oder später das Erleben von Angst selbst zu verhindern, gehört schließlich zur »Selbstorganisation der Angst«. Deshalb ist es in systemischen ebenso wie in anderen Ansätzen oft therapeutisches Kerngeschäft, Patienten anzuregen, »das Vermeiden zu vermeiden«.

Körper: Zur Angst gehören spezifische somatische bzw. biologische Komponenten. Manche Therapien versuchen Angst dadurch zu reduzieren, dass der Körper in bisherigen Angstsituationen keine angsttypischen Körperreaktionen mehr zeigt bzw. solche reduziert. Dazu dient z. B. der Ansatz der »systematischen Desensibilisierung« der Verhaltenstherapie, bei der Patienten lernen, sich in Angstsituationen durch körperbezogene Interventionen zu entspannen (Reinecker 1999). Dabei geht man von der Annahme aus: Wer körperlich entspannt ist, erlebt keine Angst. In der Systemtheorie und der Systemtherapie von Angst spielt der Körper ebenfalls eine entscheidende Rolle. Er ist bei jedem Angstgeschehen mit seiner eigenen Autopoiese beteiligt. Das betrifft auch die Genetik: In der Literatur wird auch über eine genetische Veranlagung zur Entwicklung einer Angststörung diskutiert. Noch bedeutsamer ist, dass Angstreaktionen als psychobiologische Überlebensprogramme vorprogrammiert sind. Auf Gefahren reagiert der Organismus automatisiert und von der Psyche nicht bewusst steuerbar mit Kampf-, Flucht-, Erstarrungs- oder Totstellprogrammen. Diese gehen mit jeweils typischen somatophysischen Prozessen einher. Sie werden vom Hirnstamm gesteuert, laufen also automatisiert ab und können als solche nicht willentlich ein- oder ausgeschaltet werden (Hantke u. Görges 2012; vertiefend Morschitzky 2009).

Angst in der sozialen Welt: Beziehungen, Interaktionen, Kommunikation

Kennzeichnend für die systemischen Ansätze bei allen Störungen ist, dass sie den Beziehungen in der sozialen Welt mit ihren jeweils störungsspezifisch typischen Rollen und Interaktions- bzw. Kommunikationsmustern eine besondere Bedeutung zuschreiben. Das gilt sowohl für deren Genese wie für deren Aufrechterhaltung und auch deren Veränderung. *Wie wichtig soziale Beziehungen sind, wird allein daran deutlich, dass die Einbindung in ein gut integriertes soziales Netzwerk das Sterberisiko eines Menschen um bis zu 50 % senken kann* (Holt-Lunstad, Smith a. Layton 2010).

Angst und soziales System: Dazu führt Rotthaus (2015) am Beispiel des Systems der Partnerschaft aus: »Dass sich Angststörungen häufig innerhalb langfristiger Partnerschaften entwickeln und in diesen Partnerschaften eine beziehungsregulierende Funktion übernehmen, ist häufig beschrieben worden. Bereits 1962 schrieb Fry in seiner Arbeit *The Marital Context of an Anxiety Syndrom* von der ›Funktion‹ des Symptoms, von Konflikten innerhalb der Partnerbeziehung abzulenken und diese zu verleugnen. Dementsprechend handele es sich bei der Angstneurose um ein Symptom, das dazu diene, eine bedrohte Beziehung zu retten. Jay Haley kam zu ähnlichen Schlüssen« (Rotthaus 2015, S. 104). Rotthaus verweist auf das Ergebnis einer empirischen Studie von Goldstein, wonach 16 von 20 Frauen mit der Diagnose Agoraphobie vor deren Entwicklung den starken Drang hatten, sich von ihrem Partner zu trennen, im Verlauf der Störung dazu aber nicht mehr in der Lage waren. Das wird mit einer systemisch-funktionalen Hypothese so gedeutet, dass die Angstsymptomatik die interaktionelle Funktion erlangt habe, den zugrundeliegenden Autonomie-Abhängigkeits-Konflikt auf diese Weise zu »lösen«. Diese These sei insofern bestätigt worden, als es parallel zur Entwicklung der agoraphobischen Symptomatiken zu einem verbesserten Beziehungserleben und zu einer Reduktion heftiger Auseinandersetzungen gekommen sei (Rotthaus 2015, S. 104; Eher et al. 1997, S. 243).

Angst als Systemmitglied: Leidet ein Mitglied eines Systems für andere erkennbar unter Angst, kommt dieses nicht umhin, im Umgang damit spezifische kommunikative und interaktionelle Muster und

Regeln herauszubilden. In Verkennung zirkulärer Kausalitäten kann man als Therapeut dann verführt sein, die Art des Umgangs anderer mit diesem Patienten, z. B. ein ausgeprägtes Schonverhalten oder eine Unterstützung des Vermeidens von Angst, einseitig für die Ursache der Angst zu halten. Das würde übersehen, dass diese Verhaltensweisen selbst Teil eines sozialen Musters sind, an dem immer alle beteiligt sind: Auf die Angst des Patienten reagieren andere mit Schonung - diese Schonung führt zur Angst des Einzelnen. Schweitzer u. von Schlippe (2006) beschreiben typische systemische Muster im Umgang mit einem »Angstpatienten«. Dazu gehört die gegenseitige Bedingtheit von Hilfe suchenden Appellen und Fürsorge gewährenden Angeboten. Im Sinne der zirkulären Kausalität bedingen sich dann beide Komponenten gegenseitig. Das Thema Angst oder »die Angst« ist dann Systemmitglied geworden und es wäre mit Irritationen zu rechnen, wenn es plötzlich nicht mehr da wäre.

Angst als Produkt von Kommunikation: Harlene Anderson und Harry Goolishian (Anderson a. Goolishian 1988) haben den Begriff des »problemdeterminierten Systems« geprägt. Demnach »hat« im System niemand das Problem als ein zu ihm gehörendes Merkmal. Kennzeichnend ist vielmehr, dass und wie in einem System über das Problem gesprochen wird - mit welchen Worten, Bewertungen und dadurch gestalteten Beziehungen. Wenn sich ein Familiensystem sehr um die Angst eines seiner Mitglieder »kümmert«, es in Schutz nimmt oder viel darüber diskutiert, was dafür die beste Lösung wäre, haben diese Beziehungsaspekte im Sinne einer zirkulären Kausalität wiederum Einfluss auf das Angstgeschehen selbst und vice versa. Aus dieser Sicht sind Probleme nicht Ausdruck von Defiziten oder Dysfunktionalitäten von Personen, sondern Produkte sozialer Interaktionen - die natürlich wiederum mit intrapychischen und körperlichen Aspekten einhergehen. Teil solcher sozialen Interaktionen ist notgedrungen das Reden darüber, wie das Problem erklärt und wie es deshalb gelöst werden könnte. Diese Kommunikationen können sehr hilfreich sein, können aber auch in Sackgassen führen, wenn zum Beispiel die Ursache eines Problems in der nicht mehr veränderbaren Vergangenheit gesucht wird oder mit gegenseitigen Schuldzuschreibungen einhergeht.

Die mehrgenerationale Perspektive: Um das aktuelle Geschehen rund um eine Angststörung zu verstehen, kann oder muss man manchmal auch frühere Generationen einbeziehen (Reich, Massing u. Cierpka 2007). In der transgenerationalen Traumaperspektive wird z. B. angenommen, dass in einem System früher erlebte Traumata sich auf spätere Generationen derart auswirken können, dass diese in bestimmten Situationen ähnliche Angstreaktionen erleben und zeigen wie die frühere Generation, z. B. in einem Kriegstrauma, einem familieninternen Trauma wie Suizid oder Mord oder in anderen lebensbedrohlichen Situationen. Dann kann man Fragen stellen wie: Zu wem aus einer früheren Zeit gehört die jetzt aktuell so intensiv erlebte Angst? In welche Zeit gehört sie damit? Wie kann das jetzt gesehen und in einer Art und Weise gewürdigt werden, dass das frühere traumatische Geschehen als unveränderliches früheres verstanden und akzeptiert werden kann und nicht durch aktuelle Symptomatiken wiederbe- oder -erlebt werden muss?

Angstspezifische Beziehungsmuster

Für systemische Konzepte ist die beobachtete Einheit in der Regel eine Beziehung und nicht ein Einzelelement. Wendet man diese Sichtweise auf die Angst an, können folgende Beziehungen in Augenschein genommen und gegebenenfalls durch therapeutische Prozesse verändert werden:

Auf individueller Ebene:

- Beziehung zwischen dem ängstlichen Patienten und dem Objekt seiner Angst, dem vermeintlich bedrohten Körper;
- Beziehung des ängstlichen Patienten zu seiner Angst selbst;
- Beziehung des Patienten zu sich selbst als jemandem, der Angst hat. Diese ist dann eher negativ, wenn das »Angsthaben« negativ bewertet wird.

Auf sozialer Ebene:

- Beziehung zwischen ängstlichem Patienten und seinen Angehörigen im Sinne der oben erwähnten interaktionellen Muster;

- Beziehung eines Patienten bzw. eines Paares oder einer Familie zum Therapeuten, von dem erhofft oder erwartet wird, er möge die Angst reduzieren oder beseitigen.

Hier kann es zu folgender Musterwiederholung kommen: Der Patient und seine Angehörigen fühlen sich der Angst gegenüber ohnmächtig. Dem Therapeuten wird daher die Kompetenz und damit die Macht zugeschrieben, die Angst zu verändern oder zu beseitigen. Wenn der Therapeut dieses Ansinnen annimmt, kann er sich gegebenenfalls bald danach der Angst bzw. den Angstsymptomen gegenüber ebenso ohnmächtig fühlen wie zuvor das Patientensystem.

Man kann für die Gesamtheit dieser Beziehungen ein Panorama aller relevanten Beziehungen und Muster rund um die Angst entwerfen. Meistens zeigen sich dann sogenannte Isomorphien - d. h. die Wiederholung von Beziehungsmustern eines Systems in einem anderen. Die negative, abwertend-ohnmächtige wütende Beziehung eines Patienten zu seiner Angst kann sich z. B. in der Beziehung anderer zu ihm als Angstpatienten wiederholen. Eine therapeutisch induzierte Veränderung einer dieser Beziehungen kann daher auch zu Veränderungen anderer Beziehungen führen. Wenn ein Patient z. B. auf individueller Ebene den Kampf gegen seine Angst aufgibt, also sein Vermeiden des Vermeidens, und sich dann irgendwann der Angst gegenüber nicht mehr ohnmächtig fühlt, wird sich auch die Beziehung zwischen ihm und seinem Partner verändern. Umgekehrt kann die Veränderung des sozialen Beziehungsmusters zwischen einem Patienten und seinem Partner zu einer Veränderung seiner Beziehung zu seiner Angst führen.

Da bei einer Angststörung *symmetrische Eskalationen* in Beziehungen eine besondere Rolle spielen, wird darauf nun noch gesondert eingegangen.

Symmetrische Eskalationen im Angstkreislauf: »Angst-Teufelskreise« werden in der störungsspezifischen Literatur immer wieder beschrieben, in der Verhaltenstherapie z. B. bei Schneider und Margraf 2017. Für den Bereich von Panikattacken wurde das oben dargestellt als Eskalation zwischen Körpersymptomen und deren psychischen Bewertungen.

Bei einem Patienten mit sozialer Angststörung kann das so aussehen: Der ängstliche Patient unterstellt anderen eine negative Haltung ihm gegenüber und reagiert entsprechend mit Zurückhaltung. Andere reagieren darauf mit Vorhaltungen oder ebenfalls mit einer Kontakteinschränkung zu dieser Person, was sich interaktionell gegenseitig verstärken kann. Auf entsprechende symmetrische Kreisläufe innerhalb eines Paares hatten wir schon hingewiesen: Das ängstlich-vermeidende Verhalten von A wird von B mit Fürsorge und Schonung beantwortet, was wiederum die Hilflosigkeit von A bestätigt oder verstärkt.

Abb. 3 zeigt einen symmetrischen Angstkreislauf in der Beziehung zwischen der Angst und dem Versuch von Patienten (und gegebenenfalls von deren Angehörigen), die Angst zu kontrollieren, was nicht gelingt und prinzipiell auch gar nicht möglich ist.

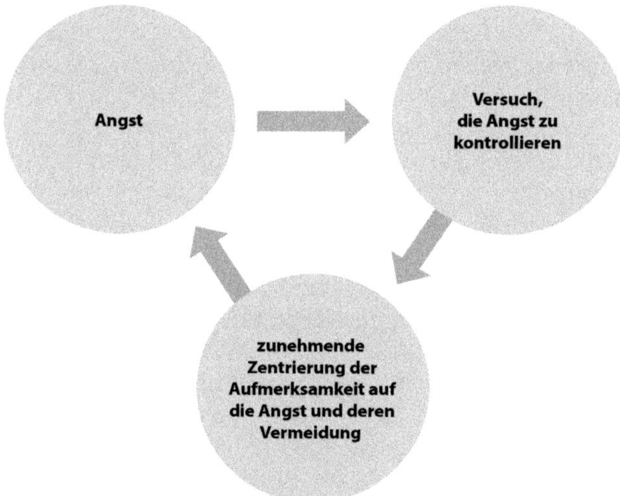

Abb. 3: Symmetrische Eskalation bei Angststörungen

Der funktionale Ansatz

In vielen Therapieschulen spielen funktionale Erklärungen von Symptomen oder Verhaltensweisen eine Rolle. Das gilt auch für den systemischen Ansatz, der vor allem die Funktion einer Symptomatik für soziale

Systeme (z. B. Paare, Familien) untersucht. Der funktionale Ansatz sieht in einem Problemverhalten oder in einer Symptomatik eine Lösung und es gilt dann herauszufinden, welches Problem damit (wenn auch nur suboptimal) »gelöst« wird. In diesem Sinne wird das Verhalten oder das Symptom dann »sinnvoll«, bekommt eine »Funktion«. In der Therapie geht es folglich darum, eine »funktionsäquivalente« bessere oder zumindest andere Lösung zu finden. Wenn die Angststörung eines Patienten und die damit einhergehenden Interaktionen dazu verhelfen, dass in einer Familie bestimmte Konflikte nicht ausgetragen werden müssen und dann für das System bedrohlich würden, oder wenn dadurch die Beziehungen enger erlebt werden, weil die Gegenseitigkeit von ängstlicher Hilfsbedürftigkeit und Fürsorge die Familie stabilisiert, dann kann die Angst für alle eine positive Funktion haben. Die Angst des einen kann dem anderen auch die Möglichkeit geben, etwas sehr Wichtiges wie Fürsorge und Zuneigung mit emotionaler Präsenz zu zeigen, wenn man sonst dafür keinen Zugang hat. Würde man die Angst dann zu »beseitigen« versuchen, ohne deren Funktion zu berücksichtigen, könnte es »Widerstand« dagegen geben oder die Familie unvorbereitet in eine Krise geraten. Ängste, z. B. Panikattacken, können auf diese Weise die Funktion einer Begrenzung und »Einfriedung« ansonsten drohender eskalierender Dynamiken erlangen. Es lassen sich so gut wie immer ganz spezifische Beziehungsmuster zwischen ängstlichen Patienten und ihren Angehörigen identifizieren, die nach Kreische (2004) in eine »phobische Kollusion« münden: hier der sich hilflos zeigende Patient, dort der unterstützende Partner (Ruf 2012).

Es geht dann also auch oder manchmal zuerst darum, für jene Probleme, die bisher mit Angst gelöst wurden, andere Lösungen zu finden – damit die Angst diesen »Job« loswerden und gehen kann.

Eine aktuelle Funktion einer Störung für ein Individuum oder ein System ist zu deren Erklärung und Therapie wichtiger als deren ursprüngliche Entstehungsbedingungen und mit diesen nicht identisch. Die ursprüngliche Genese der Angst kann auf ganz anderen Faktoren beruhen und die Angst mag erst später die für ihre Aufrechterhaltung dann maßgebliche aktuelle Funktion erlangen. Welche Funktion man einer Angst in einem bestimmten System oder einer bestimmten Person jeweils zuschreiben kann, muss fallbezogen stets neu herausgearbeitet werden. Es gibt aber auch einige verallgemeinerbare Erfahrungen dazu. Oft stärkt Angst die Bindung zwischen Personen, kann diese Bindung vor Überforderungen oder Konflikten schützen. Mit Angst kann man ggf. auch jemanden auf Abstand halten.

Angst und Schwellensituationen in Systemen

Der ursprünglich aus dem Bauwesen hergeleitete Begriff der »Schwelle« verweist auf den Übergang von einer Ebene auf eine andere oder von einer Lebensphase in eine andere. Man steht dann z. B. »an der Schwelle« von der Jugend zum Erwachsenenleben. Solche Übergänge sind, wenn auch nicht immer, so doch oft mit Angst verbunden. Sie kann auf eine nahende Schwelle hinweisen und die Angst vor damit verbundenen Veränderungen zum Ausdruck bringen. Man sieht der Angst diesen Bezug nicht immer an. Deshalb ist es wichtig, den Zusammenhang zwischen Angst, Angststörung und solchen Schwellensituationen in der Therapie herauszuarbeiten. Aus einer funktionalen Perspektive kann man in einer Angststörung im positiven Sinne dann die »Anzeige« einer anstehenden Schwelle sehen. Die Angst zeigt dann gleichermaßen die Notwendigkeit einer Veränderung an wie die Angst vor den damit verbundenen Veränderungen oder Abschieden aus einer vertrauten Lebensphase.

In systemischen Erklärungsansätzen spielt die Dialektik von stabilen und labilen Phasen, zwischen Veränderung und Bewahrung in Systemen (Familien, Paaren) eine wichtige Rolle: Sie müssen sich verändern, um ihre Identität und ihre Existenz zu bewahren, und sie müssen ihre Identität bewahren, um etwas verändern zu können. Stabile Plateauphasen wechseln sich ab mit labilen Schwellenphasen. Gelungene Schwellenübergänge erfordern Reformen: Veränderungen von Rollen, Regeln und Umgangsformen. Solche Krisen eines Systems sind stets Übergangsphasen von bekanntem Vertrautem in unbekanntes Unvertrautes, und man weiß noch nicht, ob oder wie man diesen Übergang bewältigen kann. Das Krisenerleben ist immer mit einem Angsterleben verbunden. Wenn sich, warum auch immer, die Mitglieder eines Systems dann mehr auf das Angsterleben oder auf andere Krisen-Symptomatiken zentrieren und allein in diesen das Problem sehen, kann das einerseits helfen, das System vor der Akzeptanz der anstehenden Veränderung zu schützen. Man kann diese ja nicht angehen, weil die Angststörung das unmöglich macht. Andererseits kann die Angst, wenn sie mit dieser Schwelle zu tun hat, nicht aufgegeben werden, denn dann stünde ja die Herausforderung zur Reform vor der Tür. Vor diesem Hintergrund verweisen Schweitzer und von Schlippe (2006) darauf, dass Angsterkrankungen Ausdruck eines »Reformstaus« sein könnten. Wenn die Angst sich dann auf Objekte und Themen bezieht (körperbezogene Ängste, agoraphobische Ängste, soziale Ängste, generelle Sorgen wie in der generalisierten Angststörung), ist diesen Varianten der Angst nicht anzusehen, ob ein Zusammenhang besteht zwischen der Entwicklung dieser Ängste und einer sozialen Schwellensituation. Die Ängste tragen diesen Bezug ja nicht »in sich«. Ein solcher Zusammenhang ist nie ein objektiver und nicht durch objektive Messverfahren feststellbar. Es handelt sich zunächst immer um nur eine Hypothese, deren Zutreffen und Nützlichkeit erst durch eine dafür geeignete Exploration zu testen ist. Diese ist also jeweils fallspezifisch zu erarbeiten und zu prüfen.

Systemtheoretisch geht man hier nicht von einer Monokausalität in dem Sinne aus, dass die Art, wie ein System mit bedrohlichen Schwellen oder Krisen umgeht, die Angstsymptomatik »verursache«. Passender ist das Konzept der Koevolution: Wie immer die ursprüngliche Angstsymptomatik entstanden ist (das kann auch Gründe haben, die mit der anstehenden Schwelle gar nichts zu tun haben) – in Schwellenphasen können Angstsymptomatik und systemische Schwellensituation eine Interaktion, eine Passung oder eine Koevolution eingehen. Das Familienmitglied »Angst«, warum auch immer es einmal Familienmitglied geworden ist, kann dann die Funktion erlangen, das System vor dem bedrohlichen Schwellenübergang zu schützen. Die Bedrohungen können verschiedener Art sein: der Auszug eines Mitgliedes, die Veränderung von Rollen, die Abnabelung aus einer engeren Beziehung. Solche Schwellen können normale Durchgangsphasen eines Systems sein: Paarbildung, Heirat, Übergang von der Partnerschaft zur Familie, Eintritt des Kindes in den Kindergarten oder in die Schule, Übergang von der Kindheit in die Jugendzeit und dann in das Erwachsenenleben, Veränderung einer Person im System durch Entfaltung einer von ihr zuvor nicht gelebten Autonomie. Veränderungen können einem System von außen auferlegt werden durch ungewöhnliche bis traumatische Ereignisse wie Tod und Krankheit von Bezugspersonen, Arbeitsplatzverlust, Umzüge, Schulwechsel, Mobbing. Manchmal müssen dann interne (Subsystem-)Grenzen neu ausgehandelt werden – z. B. wenn das nun erwachsene Kind selbst über seinen weiteren Lebensweg entscheidet, was bisher eher die Eltern getan haben.

Kind/Jugendliche	**Eltern**
Sich vom Elternhaus lösen und gleichzeitig im Kontakt mit den Eltern bleiben: Wie kann ich eigenständig werden und meine Eltern im Boot behalten?	Ein neues Gleichgewicht zwischen Loslassen und Schützen finden: Wie kann ich mich und meine Kinder/Jugendlichen darin unterstützen, eigene Wege zu finden und uns dabei doch im Auge zu behalten?
Ein Selbstbild entwickeln: Als wer und wie möchte ich mich mit wem der Welt zeigen?	Das Selbstbild flexibel weiterentwickeln: Was möchte ich (noch) in meinem Leben erreichen und welche unerfüllten Wünsche gilt es loszulassen?
Soziale Kontaktgestaltung mit Gleichaltrigen und Erwachsenen: Wie kann ich mich auf eine für mich und meine Umwelt gut passende Weise mit meinen Freunden und mit meiner Partnerin oder meinem Partner zeigen? Wie kann ich mich im Guten anders als meine Eltern verhalten? Wie will ich mich in der Interaktion mit Vorgesetzten erleben?	Soziale Kontaktgestaltung mit Erwachsenen: Welche Freundschaften möchte ich (wieder) intensivieren? Welchen Teil meines Berufslebens möchte ich ausbauen? Gibt es ein Ehrenamt, ein Hobby, anderweitiges Engagement, welches ich schon immer mal machen oder erlernen wollte?
Aufbau der Fähigkeit zur Verantwortungsübernahme: Für wen und was möchte ich Verantwortung übernehmen?	Aufbau der Fähigkeit, Verantwortung abzugeben: Gegenüber wem und was möchte ich Verantwortung abgeben?
Akzeptieren wachstumsbedingter Veränderungen des Aussehens	Akzeptieren körperlicher Alterungsprozesse
Entwicklung einer Weltanschauung: Welche Werte sollen mir als Richtschnur für mein Verhalten dienen?	Selbstkritische Hinterfragung des Wertekanons: Was möchte ich Neues integrieren und was ist mir zu fremd?
Entwicklung einer Zukunftsperspektive: Was möchte ich gerne mit meinem Leben anfangen? Und wie muss ich mir meine Ziele setzen, sodass ich sie erreichen kann?	Eine Perspektive für die weitere Lebenszeit entwickeln: Was habe ich schon erreicht? Was möchte ich ausbauen? Was möchte ich abschließen?

Tab. 4: Beispiele für Entwicklungsaufgaben von Kindern, Jugendlichen und deren Eltern (Rotthaus 2015)

Die Funktion einer Angstsymptomatik und der Umgang mit dem »Angstkranken« kann sich bei sogenannten chronischen Verläufen dann auch deutlich ändern. Meistens sind schon therapeutische Experten eingeschaltet worden. Trotz bester Absichten kann aus systemischer Sicht die Individualisierung einer Angststörung den Blick auf die hier dargestellten Zusammenhänge zwischen Angst und Schwellenphasen verhindern und so ungewollt zu Chronifizierungen beitragen (Simon 2012).

Die Bewältigung von Schwellen und damit korrelierenden Ängsten sind aus systemischer Sicht immer Aufgabe aller Beteiligten und nicht nur der als krank identifizierten Person. Das hat Rotthaus (2015) anschaulich am Beispiel von Ängsten bei Jugendlichen dargestellt. Sowohl der Jugendliche wie auch die Eltern müssen parallel Fragen für sich beantworten und die dazugehörigen Entwicklungsschritte bewältigen. Diese sind in Tab. 4 dargestellt.

Die intrapsychische Dynamik einer Angststörung: Der Patient und seine Angst

Im deutschen Sprachraum liefern Thoma (2009) und Schumacher (2008a; 2008b) ähnlich wie der italienische Systemtherapeut Nardone (1997) ein individualpsychologisch-systemisches Modell von Angststörungen und beziehen dabei etliche der zuvor dargestellten Perspektiven mit ein. Als zentral beschreiben sie die für die Entstehung und Aufrechterhaltung von Angststörungen zentralen Muster und Prozesse in der Psyche des ängstlichen Patienten. Menschen sind demnach »Bedeutungswesen«: Sie geben ihren Erfahrungen Sinn und suchen Erklärungen dafür. Etwas Angst zu nennen, ist eine zentrale Form der Bedeutungsgebung: Gefahr als Bedeutung. Anhaltend belastende Angstdynamiken entstehen durch die Art und Weise, wie jemand mit einer realen oder vermuteten Gefahr umgeht. Bei Angststörungen geht es nicht primär um reale Gefahren (z. B. überfahren zu werden, wenn man bei hohem Verkehrsaufkommen über die Autobahn ginge), sondern um imaginierte. Das Eintreten befürchteter Ereignisse wird dabei für sehr wahrscheinlich gehalten. Es wird aus der Möglichkeit einer drohenden Gefahr abgeleitet, dass man alles tun müsse, das Eintreten des Ereignisses zu verhindern oder ihm zu entgehen. Aus anderer Sicht per se ungefährliche Erfahrungen oder Imaginationen werden von Angstpatienten als Anlass genommen, damit zusammenhängende Bedrohungen intensiver zu imaginieren und dann deren Eintreten für immer wahrscheinlicher zu halten. Denen gilt es aus Sicht des Angstpatienten mit entsprechenden Schutzmaßnahmen entgegenzuwirken. Aus der Erfahrung einer Unregelmäßigkeit oder Beschleunigung der Herzrate wird dann auf einen möglicherweise bevorstehenden Herzinfarkttod geschlossen. Jeder Angstpatient hat seine spezifischen Befürchtungen und Imaginationen. Entscheidend für die Genese und den Fortbestand einer Angststörung sind aus der Sicht dieser Autoren die intensiven Versuche, das Eintreten der Gefahr zu verhindern bzw. eine imaginierte Gefahr zu vermeiden. Das geht nun automatisch mit dem Versuch und dem Ziel einher, so auch das damit verbundene Erleben von Angst loszuwerden. Die Vermeidung, Angst zu erleben, ist aber nicht identisch mit der Beseitigung der dabei befürchteten Gefahren.

Thoma (2009) verweist speziell auf die Rolle der Erwartungshaltung von Angstpatienten. Diese sei in der Regel gekennzeichnet durch zwei divergierende Erwartungen bzgl. des zukünftigen Auftretens eines befürchteten Phänomens: dem Bangen, dass es passiert, und der Hoffnung, dass es nicht passiert. Man hofft, es geschehe nicht, und befürchtet, es geschehe doch. Dieser Zwiespalt wird als Kernmerkmal des Angsterlebens von Angstpatienten angesehen. Die Lösung, die der Angstpatient wählt, besteht dann darin, dass er angstbesetzte Situationen oder Vorstellungen vermeidet. Paradoxerweise perpetuiert er damit aber seine Angst. Denn erstens bestätigt die Vermeidung selbst ja, dass eine Gefahr besteht. Und zweitens verhindert das Vermeiden einer aktuellen Gefahr nicht, dass das Befürchtete zukünftig wiederkommen kann. Man ist sie aktuell los, weiß aber, dass sie wiederkommen könnte. Die Vermeidung des Befürchteten kann dann einen Großteil der Energie eines Patienten in Anspruch nehmen und er nimmt sich so die Gelegenheit festzustellen, dass das Befürchtete nicht eintritt.

Schumacher (2008a; 2008b) folgt der gleichen Logik mit einem anderen Schwerpunkt. Bei ihm steht die Beziehung des Patienten zu seiner Angst im Mittelpunkt. Diese sei dadurch gekennzeichnet, dass der Patient Kontrolle über seine Angst und damit über etwas erlangen will, das sich nicht kontrollieren lässt. Er versuche, dies durch sein

Vermeidungsverhalten zu erreichen: Das, wovor man Angst hat, müsse aktiv oder passiv vermieden werden. Hat ein Patient z. B. Angst, sich in der Öffentlichkeit zu übergeben, wird er alle Situationen vermeiden, in denen solches geschehen könnte. Sein primäres Ziel ist: »Weg mit der Angst!« oder genauer: »Weg mit dem Angsterleben!«. Schumacher arbeitet heraus, dass das Nichterleben von Angst aber nicht bedeutet, dass die Gefahr per se nicht mehr gegeben oder damit aus der Welt sei. Sowohl Angstpatienten wie nicht ängstliche Menschen könnten ja in der Öffentlichkeit erbrechen, einen Herzinfarkt erleiden und von anderen Ereignissen getroffen werden. Der Unterschied zwischen beiden ist der: Die einen wollen das mit aller Energie verhindern und die anderen leben bewusst oder unbewusst mit diesem Risiko. Für die einen bekommt Angst dadurch, dass man sie beseitigen will, Macht mit einer daraus entstehenden Macht-Ohnmacht-Beziehung zwischen dem Patienten und seiner Angst. Die Alternative besteht darin, der Angst nicht dadurch Macht zu geben, dass man sie mit allen Mitteln zu beseitigen oder zu vermeiden sucht.

Für die Therapie der Angst lassen sich aus diesem systemischen Erklärungsmodell - hier im Vorgriff auf das Kapitel 3 zur systemischen Therapie von Ängsten - Konsequenzen ableiten: Es geht darum, die kontrollorientierte Beziehung des Patienten zu seiner Angst zu verändern. Dazu gehören z. B. die positiven Umdeutungen von Angst. Bei Panikattacken werden beispielsweise die als gefährlich gedeuteten Körpervorgänge als lebenswichtige biologische Energiebereitstellung interpretiert.

2.4.2 Soziale Angst im Dreiweltenmodell

In Abb. 4 haben wir das Dreiweltenmodell auf Angst in einer sozialen Situation übertragen. Wir haben hier das psychische System insofern »verdoppelt«, als wir das emotionale Geschehen und die Kognitionen gedanklich trennen. Wir haben das so entschieden, weil bei der Entwicklung, Aufrechterhaltung und Veränderung von Angst Gedanken eine ganz spezifische Rolle spielen. Wir können uns eine angstbesetzte soziale Situation dann so vorstellen, dass in jedem der Systeme spezifische Ereignisse stattfinden, die sich gegenseitig beeinflussen: Angstbezogene Gedanken erzeugen ein Angstgefühl, was mit physiologischen

Komponenten (zum Beispiel Herzrasen) einhergeht. Das Ganze findet immer in einem bestimmten sozialen Kontext statt (soziales System).

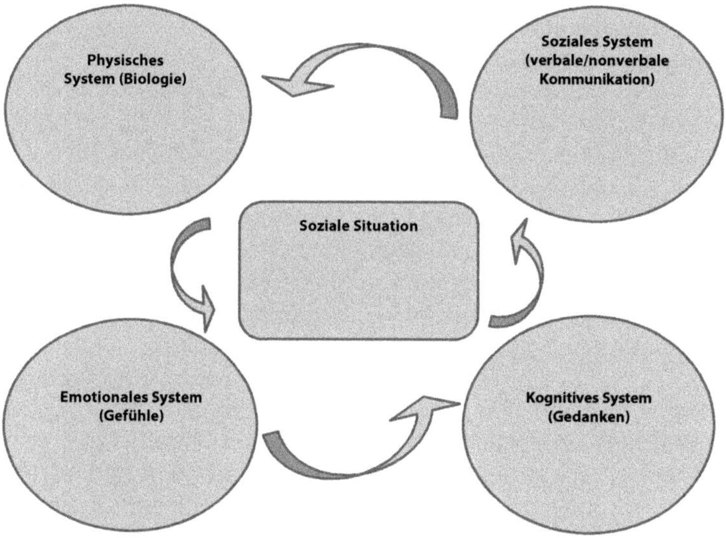

Abb. 4: Angst im Dreiweltenmodell von Psyche (mit Gedanken und Gefühlen), Körper und sozialer Welt

Keiner der Bereiche - Kognition, Körper, Emotionales und Soziales - kann die anderen nach seinen eigenen Vorstellungen und Gesetzen lenken und bestimmen, was dort geschieht. Die Kognitionen können den Körper und die Emotionen nicht zielsicher steuern. Auch wenn ich mir noch so oft sagen kann, dass ich gut vorbereitet bin und keine Angst vor unangemessen negativer Kritik haben muss, kann mir mein Herz vor einem Vortrag bis zum Hals schlagen. So kann es zu intrapersonellen Verstörungen zwischen diesen vier Welten kommen. Die Gedanken können die gesunden zyklischen Vorgänge des Körpers, zum Beispiel in der Abwechslung von Ruhe- und Aktivitätszeiten, (nachhaltig) irritieren. Denn: Ein Körper kann nur schwer zur Ruhe kommen, wenn ihn Gefühle und Gedanken auf Trab halten, die sich ständig mit der Möglichkeit von peinlichem Verhalten, negativer Bewertung und Torpedierung des Selbstwertgefühls befassen. Der Körper aktiviert dann alle Mechanismen, um auf das emotionale und kognitive Geschehen zu reagieren. Gedanken, Körper und Gefühle können schwer zur Ruhe kommen, wenn z. B. selbstbewusst-abgrenzendes Verhalten oder eine Haltung des »so sein, wie ich bin« von der sozialen Umwelt negativ, beispielsweise als egozentrisch bewertet oder gar verboten wird.

Schließlich können alle wichtigen Bezugspersonen durch interpersonale Verstörungen zur Aufrechterhaltung der sozialen Angst beitragen. Ein untereinander fürsorgliches System schweißt sich z. B. im Umgang mit der sozialen Angst eines Mitgliedes in der gemeinsamen Anstrengung um die Vermeidung (scheinbar) gefahrvoller sozialer Interaktionen zusammen und ermöglicht gleichzeitig Nähe und gegenseitige Abhängigkeit der Systemmitglieder. Die Systemmitglieder können sich der Angst anpassen (z. B. ebenfalls nicht mehr in bedrohliche soziale Situationen gehen, wie etwa in ein Restaurant) oder sich ihr widersetzen (z. B. Druck aufbauen, dass der andere trotz seiner Angst - oder gerade deswegen - ein Referat allein hält). Die Verhaltensweisen aller Interaktionspartner im Umkreis einer sozial ängstlichen Person können gleichermaßen die Funktion haben, sich vor Gefahren zu schützen wie auch jegliche notwendige Veränderung zu behindern. Langfristig gedacht gehen damit positive Systemeffekte ebenso einher wie ggf. einengende Beziehungsformen. Denn wenn Angst vor allem Neuen und vor Veränderungen in einem System dominiert, trauen sich Partner ggf. nicht, über abweichende Wünsche und Konflikte miteinander zu sprechen, aus Angst davor, dass die Fürsorge oder der Zusammenhalt gefährdet sein könnten (McLeod 1994). Auf diese Weise können sich wichtige Bezugspersonen auch psychosozial beeinträchtigen (Senaratne et al. 2010; Zaider, Heimberg a. Iida 2010).

Alle vier genannten Bereiche des Lebens brauchen sich wechselseitig und sind in diesem Sinne füreinander Umwelten, die sich gegenseitig bedingen und ergänzen. Die Kognitionen brauchen Emotionen, um soziale Interaktionen fühlen und Beziehungsqualitäten spezifizieren zu können. Sie brauchen einen Körper, um über physiologische Veränderungen gefährliche Situationen physiologisch (z. B. durch Kampf oder Flucht) bewältigen zu können. Das Zusammenspiel der vier Ebenen und ihrer Bedeutung für das menschliche Sein macht folgendes Zitat sehr schön deutlich: »Hätten wir nie einen Baum mit

Händen berührt, in keinen Apfel gebissen, nie Herzklopfen vor Angst gehabt oder Sexualität nie körperlich erlebt, könnte uns das alles mit Worten noch so genau beschrieben werden: Wir könnten nicht nachvollziehen, was damit gemeint ist« (Lieb 2009b, S. 29).

2.4.3 Wirkmechanismen einer systemischen Therapie sozialer Ängste

Viele Psychotherapieschulen adressieren primär die kognitive und weniger die körperliche, emotionale und soziale Welt (Lieb 2014, S. 223). Auch viele PatientInnen nutzen kognitive und emotionale Adressierungen als »Eintrittskarte« in die Therapie (Goldberg a. Bridges 1988; Wittmund 2005, S. 93). Ein erster Schritt zur Entstörung kann in unserem Heidelberger Ansatz (vgl. Kap. 6 in diesem Buch) darin bestehen, mit den PatientInnen zunächst die Bedeutung der Adressierung der einzelnen Welten (sozial, psychisch, physiologisch, emotional) zu eruieren. Sodann ist es ratsam, anhand einer spezifischen Situation die vier Welten jede für sich sowie im Zusammenspiel zu explorieren. Dabei erscheint es ratsam, einerseits problemorientiert eine nicht erfolgreiche Situation zu betrachten und andererseits ressourcenorientiert auf eine erfolgreiche Situation zu schauen. Je nach der Möglichkeit von Patient und Therapeut, Ressourcen im scheinbar Problematischen beziehungsweise Problematisches in scheinbaren Ressourcen zu finden, können beide Orientierungen auch entlang derselben Situation exploriert werden. Im nächsten Schritt gilt es, die gewählte Situation hinsichtlich ihrer Indikation für eine noch zu lösende Entwicklungsaufgabe anzugucken und sich zu fragen, was es zu lösen gilt. Ist die Schwellenphase vom Zustand der noch nicht gelösten hin zur gelösten Entwicklungsaufgabe gut exploriert, so gilt es im dritten Schritt zu erfragen, inwieweit biografische und zukunftsweisende Themen seitens der PatientIn als hilfreich zur Lösung der gezeigten Symptomatik wahrgenommen werden. Die TherapeutIn kann die einzelnen Welten benennen und gemeinsam mit der PatientIn anhand einer aktuellen Situation individualisieren. Systemische Therapie interessiert sich dabei vor allem für verbale und nonverbale Kommunikationen. Viele systemtherapeutische Ansätze adressieren Kommunikation und soziale Welt vorrangig vor der körperlichen, emotionalen und kognitiven Welt, jedoch schließen sie die anderen Welten im Sinne ihrer gegenseitigen Abhängigkeit mit ein. Ebenso wichtig erscheint, dass stets sowohl die Probleme als auch die Ressourcen in der besprochenen aktuellen Situation fokussiert werden. Soziale Angst kann als Bewertungsangst verstanden werden, die sich zwischen den beteiligten Personen in einer Situation verortet und als Lösungsversuch im interpersonalen Dilemma (Konflikt) zwischen Autonomie und Bezogenheit dient. Insofern sind die Konsequenzen sozialer Angst in sozialen Systemen stets ambivalent (s. Tab. 5).

Soziale Angst kann als ambivalentes Erleben in der Verhandlung von Autonomie und Bezogenheit verstanden werden: Solange ich mich in Gesellschaft möglichst wenig zeige und unauffällig verhalte, bleibe ich maximal bezogen und gehe nicht die Gefahr ein, durch (scheinbar) waghalsige und dann eher die autonome Seite zum Ausdruck bringende Taten zurückgestoßen zu werden; dies kann ich freundlich tun, indem ich mich anlehne und ganz besonders um andere kümmere. Die andere Seite käme zum Ausdruck, wenn ich nicht nur mich, sondern auch andere abwerten würde und so von mir fernhielte. Beiden Seiten können spezielle Ängste zugrunde liegen – hier die Angst, von anderen abgelehnt zu werden, dort die, in eine zu enge oder als bedrohlich erlebte engere Beziehung zu geraten.
Angst blockiert an sich vorhandene soziale Kompetenzen.
Angst schützt vor Kontaktaufnahme mit (potenziell gefährlichen) Dritten.
Angst bedingt geringere Selbstöffnung und schützt so vor Blamage und vernichtender Kritik durch Dritte, inklusive wichtiger Bezugspersonen.
Angst bestätigt (scheinbar) in einem Teufelskreis, dass die Welt da draußen in der Tat gefährlich ist; weil aufgrund der Angst weniger prosoziales Verhalten gezeigt wird, mag es zu vermehrt negativer Bewertung durch Dritte kommen.
Angst führt zu unterbrochenen Kommunikationen (z. B. Abbruch bis hin zu Vermeiden von Augenkontakt, Unruhe statt gelassener Interaktion mit anderen).
Angst bindet die involvierten Personen, macht sie einander ähnlicher, wenn sie sich gegenseitig zuschauen, wie sie vor Angst »zittern«; d. h., Dritte bekommen den Stress der Person mit, die soziale Angst ausdrückt. Wenn sie nur etwas empathisch sind, leiden sie folglich mit. Dies kann als Beeinträchtigung eines sozialen Systems mit Expansionswunsch gewertet werden oder zur Bereicherung durch engen Zusammenhalt eines nach Sicherheit strebenden sozialen Systems führen.

Tab. 5: Soziale Angst in sozialen Systemen und ihre Konsequenzen

In Abb. 5 und 6 ist das systemische Störungsmodell für einen sozial ängstlichen jungen Arzt dargestellt. Abb. 5 zeigt das Problem der sozialen Angst, Abb. 6 die ressourcenorientierte Alternative dazu, wie sie nach einer erfolgreichen Therapie aussehen könnte. Wichtig ist, sich

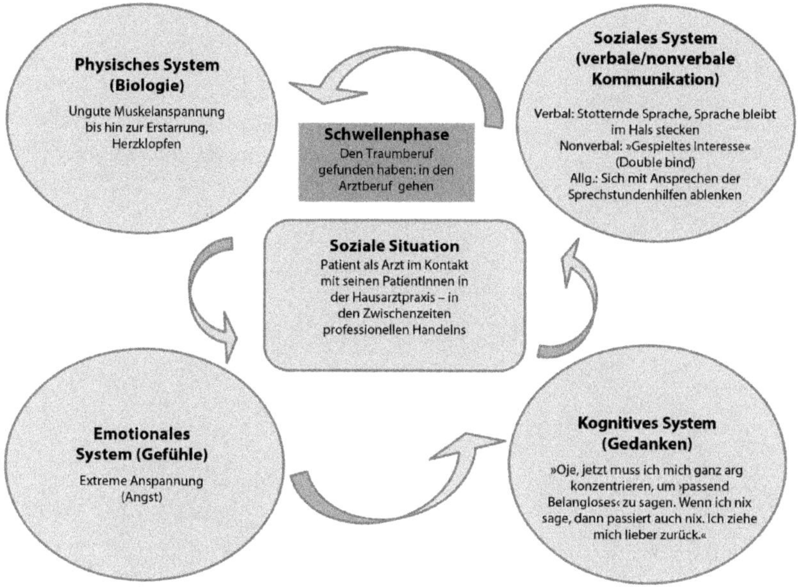

Abb. 5: Problemorientiertes systemisches Störungsmodell am Beispiel sozialer Angst eines angehenden Arztes

dabei auf besonders bedeutsame soziale Welten zu konzentrieren, in denen bedeutsame und therapeutisch intendierte Unterschiede relativ einfach erlebt werden können. Dazu muss diese soziale Welt »weich« genug sein, um auf therapeutische Interventionen mit einer Störung des Gewohnten (»Musterunterbrechung«) zu reagieren. Ob dies gelingen wird, können Therapeut und Patient zum Zeitpunkt der Intervention nur vermuten, aber nicht wissen (Lieb 2014). Beide können zum Beispiel daran arbeiten, wie sich der Patient in der Hausarztpraxis zeigt (Soziales: z. B. Sprechen, Körperhaltung), und es wird sich erweisen, ob neue Gedanken (Kognitives: z. B. »die Blicke der Patienten sind weniger bewertend als vielmehr hilfesuchend«) und Körperwahrnehmungen (Physiologisches: z. B. angemessen schneller Herzschlag, Körperwärme) so an die Kommunikation (Blickkontakt, Sprechweise, aufrechter oder gebückter Gang) ankoppeln, dass es auch in den sozialen Beziehungen des Patienten zu den erhofften Veränderungen kommt.

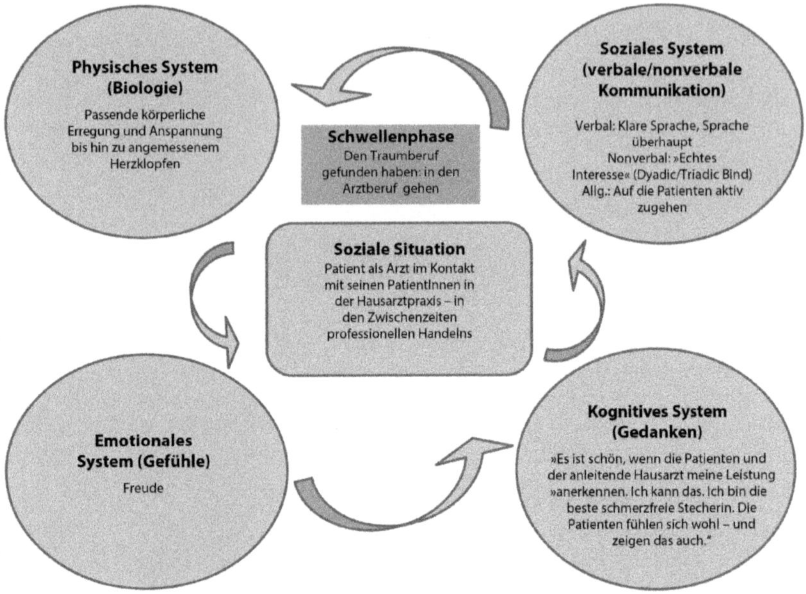

Abb. 6: Ressourcenorientiertes systemisches Störungsmodell am Beispiel sozialer Angst eines angehenden Arztes

3 Systemische Therapie sozialer Angst

3.1 Systemische Therapie - störungsübergreifend beschrieben

In diesem Abschnitt beschreiben wir für systemtherapeutisch nicht vorinformierte Leser kompakt das allgemeine Vorgehen systemischer Therapie und illustrieren es mit Vignetten aus einer Therapie mit einem sozial ängstlichen Menschen. Unsere Darstellung orientiert sich an v. Schlippe u. Schweitzer (2012) und ist dort ausführlich und mit vielen Literaturhinweisen beschrieben.

3.1.1 Theoretische Grundlagen

Systemische Therapie verstehen wir als die Behandlung krankheitswertiger psychischer und körperlicher Störungen durch die *Veränderung krankheitsfördernder Beziehungsmuster* im Umgang eines Patienten mit für ihn wichtigen anderen Menschen und Organisationen (soziales System), mit seinen Gedanken und Gefühlen (psychisches System) und seinen Körperprozessen (biologisches System).

Herr S., 49 Jahre alt, Verwaltungsangestellter, leidet an starken Spannungsgefühlen und sozialen Ängsten im Kontakt mit nahezu allen anderen Menschen. Aufgrund seines freundlich-kooperativen Auftretens (»immer freundlich, immer bemüht«) schafft er es zwar, sowohl an seiner Arbeitsstelle (trotz sehr vieler Fehltage) als auch in seiner Familie (trotz häufiger Absagen gemeinsamer Unternehmungen und trotz häufigen Rückzugs ins Bett) beliebt und relativ integriert zu bleiben. Aber das kostet ihn kolossale innere Anstrengungen; in zugespitzt-schwierigen Zeiten hat es ihn bislang dreimal in psychiatrische oder psychosomatische Kliniken geführt.

Die theoretische Grundlage der systemischen Theorie ist die *Systemtheorie*. Diese versucht die Entstehung und Veränderung psychischer und körperlicher Zustände (wie z. B. längerfristige Angst, Niedergeschlagenheit, Verwirrtheit, Übererregung, Bluthochdruck oder Schlaflosigkeit) verstehbar zu machen aus Interaktionsprozessen auf drei

Ebenen: aus den Interaktionen des Patienten mit seinem Partner, seinen Eltern, seinem Vorgesetzten oder seinem Hausarzt (soziales System), aus den Interaktionen zwischen seinen Selbstwertzweifeln und seinen Leistungsansprüchen (psychisches System), aus den Interaktionsprozessen zwischen seinem Dopaminhaushalt, seinen Stresshormonen und seiner Übererregbarkeit (biologisches System) – und schließlich daraus, wie Prozesse auf diesen drei Ebenen sich wechselseitig beeinflussen.

Die Systemtheorie liegt in mehreren historisch früheren oder späteren Varianten vor, die unterschiedliche Phänomene besser oder schlechter zu erklären vermögen. Manche stammen aus der Mathematik oder den Naturwissenschaften, andere aus Sozial- oder Sprachwissenschaften.

Als *Kybernetik (»Steuerungslehre«)* vermag die Systemtheorie die Aufrechterhaltung stabiler Prozesse durch positives und negatives Feedback abzubilden – z. B. des Selbstwertes, des Blutdrucks oder der Eltern-Kind-Beziehung.

Herrn S. gelingt es trotz umfangreicher »Ausfallzeiten« in Familie und Beruf aufgrund seiner ausgeprägten Freundlichkeit (»ein total netter Kerl«), in die er viel investiert (Geschenke, Komplimente, Hilfsbereitschaft), dennoch seine sichere Arbeitsstelle, seine Ehe und seine gute Beziehung zu seinen beiden Söhnen zu sichern. Daher akzeptieren praktisch alle seine wichtigen Bezugspersonen seine seit über 20 Jahren chronifizierte soziale Angst und »tragen sie solidarisch mit«, was wiederum seinen Veränderungsdruck reduziert.

Als *Kybernetik zweiter Ordnung* beschreibt die Systemtheorie, wie die Beobachtung eines Beobachters das Beobachtete verändern kann – z. B. das Verständnis einer klinischen Diagnose oder den Umgang mit einem behandelnden Arzt. Die sogenannte »Psychoedukation«, bei der Patienten Informationen über Störungsbilder erhalten, ist aus dieser Sicht die Vermittlung einer Landkarte, mit der Patienten ihre Symptome neu benennen, bewerten und erklären können. Oft haben die Patienten aber andere, für sie nützlichere Landkarten, dann kann mit diesen gearbeitet werden.

Herrn S. selbst tut die Diagnose »soziale Phobie« außerordentlich gut ... Sie bietet ihm für sein Verhalten und Erleben »eine Erklärung, die sich o.k. anfühlt«. Andere werfen ihm vor, er »verstecke sich dahinter«.

Als *Synergetik* vermag die Systemtheorie zu beschreiben, wie vormals stabile Zustände zuweilen sehr plötzlich in Unordnung geraten - z. B. während psychotischer Episoden oder Panikattacken - und später wieder in eine neue Ordnung, z. B. von mentaler Klarheit und Gelassenheit zurückfinden.

Bei Herrn S. mit seiner chronifizierten Symptomatik bewegt sich die Therapie trotz großen Engagements auf allen Seiten in den beiden ersten Dritteln des Therapieverlaufs nur sehr langsam voran. Zwischen der zehnten und der fünfzehnten Sitzung aber kommt Herr S. immer ärgerlicher in die Therapiestunden: ärgerlich auf sich selbst, aber auch auf den Therapeuten, ärgerlich über den langsamen Therapiefortschritt. Dieser Ärger hilft ihm, seine defensive, konfliktvermeidende Freundlichkeit zu einem beträchtlichen Teil zu überwinden, was auch mit einer Zunahme der angstfreien Zeiten (»von 20 % auf 40 %«) einhergeht.

Als Theorie der *Autopoiese,* der Selbsterzeugung von Elementen aus ihren eigenen Elementen heraus, vermag die Systemtheorie die Eigensinnigkeit und begrenzte externe Beinflussbarkeit vieler Systemprozesse verstehbar zu machen - z. B., warum ein Patient sinnvolle Medikamente dennoch nicht einnehmen mag, wenn er sich in seiner subjektiven Krankheitstheorie positive Medikamentenwirkungen überhaupt nicht vorstellen kann.

Dass bei Herrn S. die deutlichste Veränderung durch zunehmende Verärgerung über alles Mögliche gefördert wurde, war vom Therapeuten überhaupt nicht beabsichtigt. Dieser hatte anfangs eher auf eine Überwindung der familiären und beruflichen »Schonhaltungen« und auf eine Infragestellung seiner angstfördernden Selbstansprüche und imaginierten Fremdansprüche als Veränderungsmechanismen gesetzt.

Als *Theorie sozialer Systeme* vermag die Systemtheorie schwierige Konflikte, z. B. zwischen Liebespartnern (»Warum kannst du nie pünktlich nach Hause kommen?«) oder zwischen Arbeitskollegen (»Warum bringst du diesen Arbeitsschritt nie sorgfältig zu Ende?«), als oft unvermeidbare Folge unterschiedlicher Antworten auf zentrale Leitfragen (»Was ist für uns wichtig und was nicht?«) zu erklären.

Die Systemtheorie wird ergänzt durch eine *Reihe spezieller Theorien anderer Herkunft,* die bestimmte Feinheiten von Systemprozessen genauer beleuchten.

Die *Kommunikationstheorie* fragt danach, wie Informationen gesendet, empfangen, übersetzt und (miss-)verstanden werden. Sie vermag seelisches Leiden vor allem als Ergebnis von Missverständnissen zu erklären (»Das hast du mir damals nie erzählt« – »Du hast es ja nie hören wollen«).

Die Kommunikationstheorie regt an zu Fragen wie: »Wenn Ihre Frau ruft: ›Komm doch mal runter und setze dich zu uns in die Runde!‹ – wie klingt das dann übersetzt in Ihrem inneren Wörterbuch?« oder »Wie sicher sind Sie, dass Sie Ihren Chef da neulich richtig verstanden haben?«.

Die *konstruktivistische oder (etwas anders geartete) sozial-konstruktionistische Erkenntnistheorie* fragt danach, wie die Vorannahmen aller Beteiligten (»Da kommen wieder meine Feinde« oder »Wahrscheinlich finden alle in diesem Raum mich peinlich«) das vorprägen, was wir am Ende als unsere Beziehungswirklichkeiten erleben (z. B. Paranoia oder soziale Angst).

Herr S. wird in mehreren Therapiegesprächen aufgefordert, sich dieselbe Szene mit zwei gegensätzlichen »inneren Kommentaren« auszumalen und später auch in der Wirklichkeit zu durchleben – einen vom Typ »alle werden mich peinlich finden«, einen anderen vom Typ »wie ich das mache, wird es gut genug sein« – und dann zu beobachten, wie er sich in den beiden Situationen anders verhält und in Körper und Stimmung anders fühlt.

Die *narrative Theorie* fragt danach, wie das Leben von Menschen geprägt wird durch Geschichten, die sie selbst über sich und ihr Leben oder andere über sie und ihr Leben erzählen (»Meine Mutter hat mich nie geliebt« oder »Er hat schon als Schreibaby anderen das Leben zur Hölle gemacht«). Und sie macht darauf aufmerksam, wie ausgeprägte »Problemsprache« (»Ich habe eine frühe Störung«) häufig bestehende Probleme vertiefen und im Gegensatz dazu eine realistische »Lösungssprache« (»Ich habe schon viele Beziehungsabbrüche überlebt«) die Chancen für neue Lösungen erleichtern kann.

Herr S. hat sich in einer ausgeprägten Problemsprache eingerichtet, vermag seine Probleme und vielerlei bereits erkundete Gründe seiner Probleme anschaulich in allen Schattierungen zu beschreiben. Mit ihm über Lösungen zu sprechen und dabei zu bleiben, erfordert eine außerordentlich beharrliche Gesprächsführung.

Diagnostisch stellt sich systemische Psychotherapie die Grundfrage: Welche wiederkehrenden Wechselwirkungen (»Beziehungsmuster«) zwischen welchen dieser Systemelemente (welches »Problemsystem«?) machen psychische und körperliche Leidenszustände eines Menschen am besten verstehbar (»Störungshypothese«) und welche möglichst einfachen Veränderungen (»Interventionen«, »Anregungen«, »Irritationen«) zwischen welchen dieser Systemelemente ermöglichen am besten die Linderung oder Überwindung dieser Leidenszustände?

3.1.2 Therapeutische Grundhaltungen

Aus der theoriebasierten Idee, dass alle Problemzustände die bislang bestmöglichen Zustände sind in dem Sinne, dass ein besserer Zustand von den Beteiligten noch nicht hergestellt werden konnte (»Wie es ist, ist es für irgendetwas gut, sonst wäre es nicht mehr so. Aber es könnte schon bald auch anders sein«), resultieren einige Grundhaltungen, die in der systemischen Therapie die Kontakte prägen und eine besondere Atmosphäre hervorrufen. Therapeuten versuchen *allparteilich* (Stierlin) gegenüber den verschiedenen Personen und ihren Ideen aufzutreten. Sie treten mit einer *Neugier* (Cecchin) auf, in welcher sie im erkenntnistheoretischen Sinne des altgriechischen Philosophen Sokrates »wissen, dass sie nichts wissen« (Goolishian) und deshalb umso unbefangener fragen dürfen. Ihre Wortwahl vermittelt viel *Anerkennung und Wertschätzung* des Bestrebens von Patient und Angehörigen, auch in desolaten Situationen. Sie versuchen, Respekt gegenüber ihren Gesprächspartnern als Person mit einer behutsamen *Respektlosigkeit gegenüber deren Ideen* (Cecchin) zu verbinden. Und sie versuchen im therapeutischen Dialog (Seikkula), *möglichst viele verschiedene Geschichten, Sichtweisen, Sinndeutungen und Handlungsmöglichkeiten* zu *entwickeln* und dem Patienten und seinen Bezugspersonen anzubieten.

3.1.3 Praxis

Zur Beeinflussung problematisch gewordener, die Störungen ungewollt aufrechterhaltender Beziehungsmuster stehen auf der Basis dieser Haltungen in der Systemischen Therapie viele Interventionsmöglichkeiten zur Verfügung. Als besonders prägnante und häufig genutzte Interventionen möchten wir die folgenden herausheben:

Dazu gehört eine möglichst präzise Klärung von Anlass (»Warum kommen Sie gerade jetzt?«), Anliegen (»Was soll anders werden?«) und Auftrag (»Was kann ich für Sie tun?«), oft nicht nur mit dem Patienten, sondern auch mit seinen wichtigsten Bezugspersonen.

Die Ehefrau von Herrn S. möchte aufhören, wie in den letzten 20 Jahren der »Puffer« zu sein, der ihm hilft, seine sozialen Ängste Dritten gegenüber zu verbergen. Sie wünscht sich für ihn »längere Phasen von mehr guten Tagen«.

Mehrgenerationenperspektive und Familien-Genogramm: In der mehrgenerationalen Perspektive wird angenommen, dass sich in einem System früher erlebte Traumata so auf spätere Generationen auswirken können, dass diese in bestimmten Situationen ähnliche Angstreaktionen erleben wie die frühere Generation in den auslösenden Ereignissen für ein Kriegstrauma oder ein familieninternes Trauma. Dann lässt sich fragen: In welche frühere Zeit gehört die Angst und zu wem? Wie kann das jetzt gesehen und gewürdigt werden in einer Art und Weise, dass das eigentliche traumatische Geschehen »dort bleiben kann« und nicht wiedererlebt werden muss?

Im Genogramm, einem familienpsychologischen Familienstammbaum, werden die für die Störung des Patienten besonders wichtigen Personen und evtl. deren Beziehungen untereinander übersichtlich dargestellt.

Der Vater von Herrn S. war Alkoholiker. Herr S. musste den Vater oft aus »peinlichen« Situationen nach Hause holen. Die Eltern erlebte er als zerstritten und oft über ihn als Dritten kommunizierend. Nur durch

»Flucht«, meist zu den Großeltern, konnte er dieser »Zwickmühlensituation« entkommen. Das Peinlichkeitsempfinden über seine Herkunftsfamilie und über sich als Mitglied derselben sowie seine Konfliktscheu sind ihm in sehr generalisierter Form bis heute erhalten geblieben.

Fragen im Gespräch vermögen idealerweise die komplexen Beziehungsmuster im System besonders herauszuheben (in Form von direkten und sog. zirkulären Fragen) und diese zugleich oder etwas später zu irritieren (als interventive, hypothetische, dekonstruktive, zukunftsorientierte Fragen). Dazu gehören auch Fragen, wann das Problem nicht auftritt (Ausnahmefragen) und wie das Leben des Patienten nach einem wundersamen Verschwinden der Symptomatik anders aussieht (Wunderfrage).

»Wenn Sie sich vorstellen, in der nächsten Woche gibt es einen ersten Schritt in die von Ihnen gewünschte richtige Richtung: Woran werden Sie das bemerken?« »Werden dann auch andere sehen, dass es Ihnen besser geht?« »Woran wird Ihre Frau das bemerken?« »Wenn Sie heute Abend zu Hause gekocht haben: Welche positiven Gedanken können Ihrer Frau über das Essen durch den Kopf gehen? Was ist nach Kochen und Essen die beste und die schlechteste Bilanz, die Sie ziehen können?«

Beziehungsmuster können nicht nur im Gespräch, sondern auch durch Beziehungsdarstellungen im Raum verdeutlicht werden – etwa indem in *Familienskulpturen* die Mitglieder durch ein Sich-zueinander-Aufstellen im Raum ihre Zu- oder Abwendung oder ihre Nähe und Distanz zueinander verdeutlichen.

Der Therapeut lässt sich mit Schachfiguren auf einem Tisch das räumliche Setting der Rückzüge von Herrn S. zu Hause und in der Familie veranschaulichen: Wem geht er am meisten aus dem Wege und wem weniger? Wer darf in seine Nähe kommen, ohne ihn unter Druck zu setzen? Interessanterweise ist der Druck für ihn größer in der Familie als im Beruf.

Eine weitere Intervention besteht in der Formulierung angemessen komplexer *zirkulärer Hypothesen*, die das Auftreten, den Verlauf und den Umgang mit der Störung verstehbar machen und erste Ideen für angemessene weitere Interventionen liefern können. Sind die Therapeuten von diesen überzeugt, kommt es darauf an, dass sie diese den Patienten in möglichst überzeugender Weise mitteilen. Merkmale systemischer Hypothesen sind, dass sie mehrere relevante Personen einbeziehen, ressourcenorientiert sind und Angstsymptomen für Patienten und deren Systeme einen positiven Sinn zusprechen.

Darauf aufbauend folgt die positive Anerkennung (Konnotation) der guten Absichten und des Engagements aller Beteiligten bei ihren bisherigen Lösungsbeiträgen. Evtl. gelingt eine positive Umdeutung der Symptomatik: Für welche anderen individuellen oder zwischenmenschlichen Probleme waren und sind die Symptome des Patienten, so leidvoll sie auch sein mögen, zugleich eine Lösung? Im günstigen Fall entsteht dadurch ein wechselseitig akzeptierendes, wohlwollendes, ausbalanciertes Klima - sozial zwischen den Menschen, intrapsychisch zwischen deren konkurrierenden Gedanken, biologisch zwischen deren nicht immer harmonisch abgestimmten Körperprozessen.

Das Verhalten von Herrn S. wird anerkannt als ein nachvollziehbarer Versuch, peinlichen und konflikthaften Situationen oft schon vorsorglich auszuweichen. Seine ausgeprägte Freundlichkeit motiviert Kollegen und Familienmitglieder, seine vielen Rückzüge geduldig, wenngleich oft zähneknirschend, zu akzeptieren und ihm ungewöhnlich viele Schonräume zu ermöglichen.

Positive Konnotation und positive Umdeutung können sich beispielsweise auf folgende Aspekte einer Angststörung beziehen: körperliche Angstkorrelate als Teil einer biologisch notwendigen Energieversorgung bei Stress oder Gefahr, Angst als Gefahrenanzeiger, die Fürsorge für einen Angstpatienten als Festigung einer Beziehung. Derartige positive Zuschreibungen können besonders wirksam in einem »reflektierenden Team« (wenn mehrere Kollegen mitarbeiten) oder in einer »reflektierenden Zwischenbilanz« eines einzelnen Therapeuten vorgetragen werden - einer kurzen Zwischenphase, in der der Therapeut sich mit sich selbst oder einer Kollegin über diese Beobachtungen und (Um-)Deutungen austauscht, während Patient und Angehörige dabeisitzen und zuhören.

Mit Herrn S. arbeitete der Therapeut allein, ohne Co-Therapeut oder Reflecting Team. Mehrfach kommentiert der Therapeut, dass er bei Herrn S. zwei entgegengesetzte Tendenzen wahrnehme: eine zur freundlichen Aufopferung für andere im anstrengenden Kontakt und eine ganz andere zur freundlichen Fürsorge für sich selbst im radikalen sozialen Rückzug. Er sei sehr gespannt, welches »Mischungsverhältnis« zwischen beiden für sich genommen sicher sehr sinnvollen Tendenzen Herr S. im Verlauf der weiteren Gespräche entwickeln werde.

Auf dieser Basis können dann Interventionen zur Veränderung problembelasteter Beziehungsmuster erprobt werden. Oft wird eingeladen zu *Experimenten, Verschreibungen, Hausaufgaben,* bei denen der Patient und ggf. seine wichtigen Bezugspersonen eine typische Interaktionsabfolge bewusst einmal verändert ausführen sollen: einen Partner oder sich selbst zu loben, wo bislang Kritik vorherrschte; demütigenden Erlebnissen aus dem Weg zu gehen, die man bislang über sich ergehen ließ; belastungsfreie Zeiten zu registrieren, die man bislang übersehen hatte. In manchen Ansätzen geht es explizit um die Veränderung der Beziehung des Patienten zu seiner eigenen Angst – die akzeptiert und nicht mehr verändert werden sollte, etwa bei Schumacher (2008a; 2008b). Ziel kann es sein, problemstabilisierende Denk- und Verhaltensmuster zu unterbrechen und damit ggf. eine Phase von Instabilität und Fluktuation anzuregen. Das setzt ggf. »Kreativität frei, die für die Entwicklung von etwas Neuem notwendig ist. Jeder Patient, der zur Therapie kommt, hat ein Verhaltensmuster entwickelt, das insofern sinnvoll ist (und nur deshalb wird es aufrechterhalten), weil es die unmittelbare Angst lindert, also kurzfristig hilfreich ist. Langfristig allerdings erzeugt dieses Verhaltensmuster viel Leid und Einschränkung. Aufgabe des Therapeuten ist es demnach, dieses partiell hilfreiche Muster mit ›angemessen unangemessenen Aktivitäten zu verstören‹« (Rotthaus 2015).

Herrn S. wird nach dem fünften Gespräch, in dem es um sein Kochen zu Hause ging, vorgeschlagen, bis zum nächsten Gespräch an drei Abenden auf sehr unterschiedliche Weise zu kochen. Das erste Mal möge er es absichtlich maximal unangenehm gestalten: schnell und hektisch, den Körper anspannen und gebückt halten, Druck in der Stirn erzeugen und sich schon vorher überlegen: Wie werden meine Gäste mein Kochen kritisch kommentieren? Wie schlecht wird deren Bilanz hinterher ausfallen? Bei welchen Tischgesprächen werde ich nicht »mithalten« können?

Beim zweiten Mal darf er auf diese Selbstquäl-Praktiken verzichten, sich Zeit nehmen, an seine Routine und Erfahrung im Kochen denken und sich hinterher bestätigend sagen: Ich kann das!

Beim dritten Mal darf er allem sozialen Stress aus dem Weg gehen, indem er allein und ohne Zuschauer kocht, das Essen auf den Tisch stellt und an der Tafelrunde gar nicht teilnimmt, quasi wie ein externer Caterer.

Paradoxe Interventionen bieten sich als Sonderfall solcher Verschreibungen bei besonders stabilen, aber nicht bedrohlichen Leidensmustern und geringer Veränderungshoffnung an. Dem Patienten wird empfohlen, seine spontan und unkontrollierbar auftretende Symptomatik (seine Panik, seine Kopfschmerzen, seine Unkonzentriertheit, seine Heißhungeranfälle) einige wenige Male bis zum nächsten Termin absichtsvoll auszulösen und auszuleben - allerdings nur zu einer ganz bestimmten Zeit, über eine kurze Dauer und in einer rituell verfremdeten Form, zu heilsamen Zwecken. Oft entwickelt der Patient einen nicht nur vorübergehenden heilsamen Widerstand gegen solche »absurd« erscheinenden Aufträge des Therapeuten.

Herrn S. wird empfohlen, an wenigen Tagen zu Hause einmal »absichtlich, gerne und mit gutem Gewissen, ohne alle Schuldgefühle« einen ganzen Sonntag lang allein im Bett liegen zu bleiben, es sich darin »gemütlich zu machen«, dies alles in Übereinstimmung mit und nach Ankündigung gegenüber Ehefrau und Söhnen. Und zu beobachten, welchen Unterschied dies gegenüber genauso langem Liegenbleiben mit Schuldgefühlen macht.

Externalisierungen sind Versuche, dem Symptom eine möglichst klar vorstellbare »Gestalt« zu geben (als Namen, als Bild, als Gegenstand, als leerer Stuhl) und es wie ein eigenständiges Wesen zu betrachten, das mit dem Patienten oder seinen Bezugspersonen in Interaktion tritt - um dann möglichst unterschiedliche, idealerweise gesundheitsförderliche Interaktionsstrategien mit diesem Wesen zu erdenken und zu erproben. Bei der Externalisierung kann z. B. das Problem »Angst« außerhalb der Person lokalisiert und so als »Verursacherin« der Probleme angesehen werden. Angehörige, Patient und Therapeuten können sich dann gemeinsam gegen die Angst verbünden. Dazu kann der Therapeut nach Rotthaus (2015) entscheiden, ob er »die externalisierte Figur nur negativ oder eher ambivalent besetzen will. Zwar ist es durchaus möglich und wirkungsvoll, die externalisierte Angstfigur grundsätzlich als bösartig, gemein und hinterhältig zu attribuieren. Im Sinne eines langfristig konstruktiven Umgangs mit Angst erscheint es allerdings sinnvoller, der Angst auch gute Eigenschaften zuzuschreiben: Sie hat grundsätzlich gute Absichten, aber übertreibt auf grobe Art und Weise, sodass sie in ihre Schranken verwiesen (und nicht besiegt) werden muss«.

Herr S. stellt sich seine soziale Angst als »Miesepeter« vor. Er bringt zum zehnten Gespräch eine fratzenhafte Fastnachtsmaske als Symbol des Miesepeters mit. Dieser wird auf einen Stuhl ihm gegenübergesetzt und verschiedene Variationen einer Unterhaltung zwischen Herrn S. und dem Miesepeter werden durchgespielt. Im 13. Gespräch bringt er den Miesepeter nochmal mit, diesmal sehr aufgebracht über vieles. Er brüllt diesmal den Miesepeter richtig an und wirft ihn dann (mit Zustimmung des Therapeuten) aus dem Fenster auf die danebenliegende Terrasse hinaus.

Konstrukt-Operationalisierung: Wenn eine »Störung« wie Angst nicht als ein »Ding« betrachtet wird, sondern als eine Abfolge von Tun und Lassen, kann der Patient sie leichter ändern, denn darauf hat er Einfluss. Thoma spricht davon, aus dem »Ding Angst« ein *Nacheinander von Tun und Lassen* zu machen (Thoma 2009).

3.1.4 Wer soll teilnehmen bei systemischen Therapiesitzungen?

Systemische Therapiegespräche können in sehr unterschiedlichen Teilnehmerzusammensetzungen erfolgen. Einzelgespräche sind auch in der systemischen Therapie sehr häufig, in ihnen spielen aber die Bezugspersonen des Patienten oft eine prominente Rolle. Unterschiedsbildend gegenüber anderen Therapieformen ist vor allem die *Häufigkeit von Paargesprächen und Familiengesprächen.*

Herr S. nimmt an einem manualisierten Therapieprogramm im Rahmen des in diesem Buch beschriebenen Therapieforschungs-Projektes (vgl. Kap. 6) teil, das in seinem Fall 17 Therapiegespräche im Lauf eines Kalenderjahres umfasst. Darin sind neben den vorwiegenden Einzelsitzungen mehrere Gespräche mit wichtigen Bezugspersonen vorgesehen. Seine Ehefrau wird zum dritten und zum sechzehnten (vorletzten) Gespräch eingeladen. Hier geht es um ihr »Mitleiden« und welche Art von »Solidarität« mit ihrem Mann diesem hilft und welche sein ängstliches Vermeidungsverhalten eher fördert. Das achte Gespräch findet als Hausbesuch statt, bei dem seine beiden Söhne anwesend sind; hier werden seine umfangreichen familiären »Ausfallzeiten« deutlicher als zuvor, die Unzufriedenheit seiner Söhne wird im Gesprächsverlauf stärker artikuliert, als dies bisher der Fall war.

Bei komplexen Problemlagen (Multiproblempatienten) kann der Einbezug von Nachbarn oder Freunden sowie der Einbezug wichtiger professioneller Helfer (Haus- oder Kinderarzt, Lehrer, Jugendamtsmitarbeiter) notwendig sein.

Mit Herrn S. wird die Einladung eines mit ihm befreundeten Personalratsmitglieds in eines der Therapiegespräche diskutiert, von ihm aber abgelehnt.

Gegen Ende seiner Therapie nimmt Herr S. gemeinsam mit einer Gruppe anderer Patienten, die wie er an dem in diesem Buch beschriebenen Therapieforschungsprojekt teilnehmen, an einer dreistündigen Gruppensitzung mit anderen Sozialphobie-Patienten teil. In dieser berichten zunächst alle Patienten von ihren Problemen und von ihren gelungenen oder gescheiterten Lösungsversuchen; anschließend wird ein »Sprechchor-Workshop« zur Dekonstruktion angstfördernder Überzeugungen in der Gruppe durchgeführt. Von dieser Gruppensitzung profitiert Herr S. weniger als die anderen Patienten - wahrscheinlich, weil er schon bisher jemand ist, der von seinen sozialen Ängsten vielen Menschen relativ offen erzählt.

Isolierte, stigmatisierte oder demoralisierte Patienten können von Multifamilientherapie-Settings profitieren, bei denen sich mehrere (oft 4–8) Familien mit einem ähnlichen Problem, aber ansonsten sehr unterschiedlichen Lebensstilen über eine Reihe von Sitzungen treffen, um angeleitet von zwei Therapeuten in zahlreichen Peer-to-Peer-Beratungen einander wechselseitig bei der Lösung ihrer Probleme zu helfen.

Zusammenfassend lässt sich Systemische Therapie durch ein hohes Maß an offen neugierigen Suchprozessen, durch wertschätzende Anerkennung aller Beteiligten, auch ihrer Symptome und auch in desolaten Situationen, sowie durch einen möglichst starken Einbezug engagierter Bezugspersonen in einen kooperativen Problemlösungsprozess charakterisieren.

3.2 Überblick über systemtherapeutische Behandlungsansätze bei sozialen Angststörungen

Im Folgenden möchten wir überblicksartig ausgewählte systemtherapeutische Ansätze zur Behandlung sozialer Angststörungen darstellen. Sie reichen von der Verschreibung des Symptoms zur Symptomlösung (Eder 2003; Nardone 2003; Rakowska 2011) über eine systemische Angsttherapie in einer Sitzung (Schumacher 2008a) bis zu einer kombiniert verhaltenstherapeutisch-systemischen, ressourcenorientierten Therapie sozialer Angststörungen (Willutzki et al. 2004; Willutzki, Teismann a. Schulte 2012).

3.2.1 Von der Verschreibung des Symptoms zur Symptomlösung bei sozialen Angststörungen (Jadwiga Rakowska)

Zur Therapie sozialer Ängste, explizit erweitert um Persönlichkeitsstörungen als Nebendiagnose, nutzt Rakowska (2011) die strategische Kurzzeittherapie *(Brief Strategic Therapy)* in Anlehnung an den Ansatz des *Mental Research Institute* (Watzlawick, Weakland u. Fisch 1974). Ihr Manual umfasst 10 wöchentlich stattfindende Sitzungen im Einzelsetting. Im Zentrum der strategischen Kurzzeittherapie steht die *Symptomverschreibung*. Sie basiert auf der Annahme, dass Symptome Teil eines zwischenmenschlichen Rituals sind. Um einen Unterschied einzuführen, der einen Unterschied macht (Bateson 1983), werden die PatientInnen aufgefordert, das Symptom absichtlich herbeizuführen, um neue Lösungen und korrigierende Erfahrungen zu entdecken:

> »Ritualisierte Musterverschreibungen schaffen eine zugleich humorvolle und absurde Zuspitzung: Sie ›machen deutlich, was läuft‹, erkennen dies als sinnvoll an und erzeugen einen gewissen Druck, diesen Blödsinn nicht so weiterzumachen« (v. Schlippe u. Schweitzer 2012, S. 334).

Symptomverschreibungen umfassen z. B. solche, sich absichtlich von anderen kritisieren zu lassen, Fehler zu machen, mit den Händen zu zittern und Kommentare zur eigenen Schüchternheit vor allem in Anwesenheit eines gegengeschlechtlichen Partners fallen zu lassen. Dabei werden die aufgesuchten Situationen und das zu zeigende Verhalten stets von Therapeut und Patientin gemeinsam entlang der individuellen Ziele und Ressourcen der Patientin erarbeitet und erprobt. Z. B. wurde ein Patient, der fürchtete, von Frauen abgelehnt zu werden, angeregt, die Chance einer Ablehnung noch zu erhöhen, indem er auf eine Frau zugehen und ihr mitteilen möge, dass er schüchtern im Umgang mit Frauen sei. Zuvor wurde mit ihm diskutiert, dass die Ablehnung durch das andere Geschlecht durchaus eine reale Gefahr, aber nicht schlimm sei, da es ja gerade darum gehe, ihn gegen soziale Ablehnungen weniger empfindlich zu machen. So konnte sich der Patient einer gefürchteten Situation stellen, diese unabhängig von ihrem Ausgang positiv erleben und eine korrigierende Erfahrung machen.

Zu Therapieende nutzt Rakowska (2011) verstärkt Präventionstechniken. Z. B. werden die erreichten Veränderungen im Erleben betont, indem die Patientin als Expertin dieser Veränderung gewürdigt wird. Rückfälle werden als geplante Vorfälle konnotiert.

3.2.2 Leistungsblockaden elegant umgehen (Giorgio Nardone)

Ebenfalls in Anlehnung an die Arbeiten des *Mental Research Institute* beschreibt Nardone (2003) eine Reihe von Fallbeispielen, bei denen *Symptomverschreibungen mit ericksonscher Trance-Logik* kombiniert werden. Letztere ermöglicht in ihrer Logik des »Sowohl-als-auch« eine Entkräftigung der in unserem Kulturkreis vielfach genutzten Logik des »Entweder-oder«, welche Ambivalenzen im Denken, Fühlen und Handeln eher problematisiert und pathologisiert. Ziel ist es, die Selbstabwertungskämpfe der PatientInnen aufzulösen.

Soziale Ängste beschreibt Nardone vor allem mit Blick auf Leistungsblockaden. Eine Patientin hatte auf einem Kongress eine Kollegin beobachtet, wie diese eine Angstattacke bekam. Nun befürchtete sie, dass ihr Gleiches passieren könnte. Nardone verschrieb der Patientin, sich eine Stunde vor ihrem nächsten Auftritt ihre schlimmsten Fantasien bildlich auszumalen und den Vortrag mit den Worten zu eröffnen: »Liebe KollegInnen, ich möchte Sie um Verzeihung bitten, wenn ich während des Vortrags erröte, schwitze oder den Faden verliere. Ich habe mich in der letzten Zeit nicht sehr gut gefühlt« (Nardone 2007, S. 87). Nardone folgt so dem Prinzip, dass unsere Zerbrechlichkeit zu einem Aspekt unserer Stärke wird, wenn wir uns zu ihr bekennen.

In einem anderen Fall, bei dem nicht klar ersichtlich beschrieben ist, ob es sich um einen Patienten mit sozialen Ängsten handelte, arbeitete Nardone mit einem jungen Mann, der seine Promotion seit zehn Jahren nicht zu Ende brachte. Die unterschiedsbildende Intervention bestand hier nicht in der Ermutigung, die Arbeit schrittweise fertigzustellen und sich mit der eigenen Unfähigkeit zu konfrontieren. Vielmehr bestand sie in der Bitte an den Patienten, zur nächsten Stunde den wirklich allerletzten Satz der Dissertation mitzubringen. Der Patient tat, wie ihm aufgetragen. Nardone würdigte diesen Satz und forderte den Patienten auf, zur nächsten Stunde nun die allerletzte Seite der Promotion mitzubringen. Erneut tat der Patient, wie ihm geheißen, und Therapeut und Patient diskutierten diese letzte Seite. Bei allen offenen Fragen gab der Patient zur Antwort, dass er diese auf den vorherigen - wohlgemerkt noch zu schreibenden - Seiten klären würde. Der Therapeut zeigte sich erfreut und interessiert an dem fertigen Schlusskapitel der Dissertation, dass in der nächsten Therapiestunde diskutiert wurde. So ging es drei Monate lang, dann war die Dissertation fertig und der erste Satz des Textes konnte abschließend an den Anfang der Arbeit gesetzt werden. In diesem Fall folgte Nardone dem Prinzip, dass es manchmal hilfreich ist, die Dinge einfach andersherum anzugehen.

3.2.3 Vom Lösungsopfer zum Lösungstäter werden (Lothar Eder)

Wie Rakowska (2011) und Nardone (2007) orientiert sich auch Eder (2003) in seiner einzel- und paarorientierten Therapie am Ansatz des *Mental Research Institute.* Laut Eder verfügen sozial ängstliche Menschen über die Fähigkeit, intensiv in Vorstellungsszenarios einzutauchen. Gleichzeitig sind sozial ängstliche Menschen *Meister der Zukunftsorientierung (Antizipation)* insofern, als sie überzeugt sind, dass das Befürchtete tatsächlich eintritt. Dabei erscheint das sozial ängstliche Geschehen hochgradig verdichtet: Es erinnert an einen Film, der an einer Stelle angehalten wurde und bei dem verschiedene Prozessebenen miteinander verknüpft wurden. Oftmals bricht die Erzählung bei sozial traumatisierten Personen an einer Stelle ab und wechselt in einen Zukunftsmodus im Nachdenken darüber, wie sich solche Situationen zukünftig verhindern lassen. Lösung bietet ein schrittweise zu entwickelndes kohärentes Narrativ.

In seinem Fallbeispiel nutzt Eder den Paarkontext eines Patienten, der in der Angst, sich ungeschickt im Beisein Dritter zu verhalten, unter starkem Schwitzen leidet. Erst kurz vor der Therapie hatte sich der Patient mit seiner Frau bei einem Rückflug aus einem Familienurlaub deswegen gestritten. Eder nutzt das interaktionale Paargeschehen für die Problemlösung. Er fokussiert weniger auf die sozialphobische Situation als vielmehr auf das Folgeproblem, das Schwitzen, und nutzt hierbei *paradoxe Verschreibungen*. Zunehmend führt er das Paar in die Wahrnehmung, dass das Schwitzen nicht allein das Problem des Ehemannes sein könne, wenn sich die Ehefrau in den gleichen Situationen ko-aufregt und mitschwitzt. So ermöglicht er der Ehefrau zu beschreiben, dass sie sich ebenfalls unsicher erlebt, und fragt, was sie mache, dass ihr Ehemann sich so unsicher fühle. So wird das Tun des einen zum Tun des anderen. Schritt für Schritt wird dem Ehemann bewusst, dass er an den Blicken seiner Ehefrau immer früher erkennt, dass sie erkannt hat, dass er schwitzt. An diesem Punkt wird ihm deutlich, dass seine Frau sich wieder fragt, was sie falsch gemacht habe, was ihm den Schweiß umso mehr auf die Stirn treibt.

Eder nutzt eine paradoxe Verschreibung in Form eines Schlusskommentars: Er teilt dem Paar mit, er habe den Eindruck, dass das Paar eine harmonische und gewachsene Beziehung lebe, in der überdurchschnittlich vieles gut funktioniere. Er äußert auch seine Vermutung, dass zu dieser fein abgestimmten Balance das Schwitzen dazugehöre und dass die sofortige Abschaffung des Schwitzens das Gleichgewicht stören und Konflikte provozieren könnte. Er schlägt Folgendes vor:

> »Es ist wichtig, dass Sie in der Zwischenzeit [bis zum nächsten Gespräch] weitere Informationen sammeln. Deshalb würde ich Ihnen gerne eine Aufgabe mitgeben. Es wird bis zum nächsten Termin einige Schwitzgelegenheiten geben. Sie [Ehefrau] sorgen bis zum nächsten Termin in zehn Situationen bitte dafür, dass Ihr Mann schwitzt. Sie verraten Ihrem Mann nicht, welche Situationen das sind« (Eder 2003, S. 22).

Die Ehefrau wendet ein, dass sie nicht wisse, wie sie das machen solle. Eder (2003) bittet sie, sich Mühe zu geben. An den Ehemann gerichtet fährt er fort:

> »Ihr Teil ist, dass, wenn Sie merken, dass Ihre Frau sich anstrengt, Sie zum Schwitzen zu bringen, Sie selbst möglichst intensiv schwitzen« (ebd.).

Der Ehemann lächelt und sagt, dass ihm das sicher gelingen werde. In der nächsten Sitzung beschreibt vor allem die Ehefrau ihre Überraschung über die Veränderung: Sie habe immer gedacht, das Problem lösen zu müssen; nun glaube sie, dass sie es dadurch möglicherweise eher verschlimmert habe. Die Intervention wird wiederholt.

In der nächsten Sitzung berichtet das Paar über weitere Veränderungen. Die Frau habe ihren Ehemann zum Beispiel häufiger in Situationen, die ihn zum Schwitzen bringen konnten (z. B. bei festlichen Angelegenheiten), ermuntert, die Jacke doch mal auszuziehen. Der Ehemann war nicht mehr in der Lage, egal ob mit oder ohne Kommando, sich zum Schwitzen zu bringen. In dieser Dynamik liegt das Paradoxe der Veränderung: Das Ehepaar ist quasi zum Opfer der eigenen »Lösungstäterschaft« geworden. Es konnte sich aus seiner Rolle als »Lösungsopfer« befreien, in welcher z. B. die Ehefrau stets erneut versucht hatte, ihren Ehemann auf sein übertriebenes Verhalten aufmerksam zu machen (vgl. das Spontanitäts-Dilemma bei Watzlawick, Weakland u. Fisch 1974).

4 Das Heidelberger Therapiemanual

4.1 Grundgedanken

Systemische Therapie in Manualen zu beschreiben, ist zum Entstehungszeitpunkt dieses Buches in Kolleginnenkreisen umstritten. Wir meinen, dass die Praxis systemischer Therapie in Manualen beschrieben werden kann. Manuale, die wir nützlich finden, sind flexibel, eher nach Therapiephasen als nach Stunden gegliedert und bieten sowohl verbindliche als auch optionale Vorgehensweisen an. Wir gehen ferner von der Annahme aus, dass sich hilfreiche psychotherapeutische Interventionen in unterschiedlichen Therapieschulen, ungeachtet der diskrepanten Begrifflichkeiten und theoretischen Begründungen, in der Praxis teilweise überlappen. Hans Lieb (2009b) weist darauf hin, dass sich Therapieschulen stärker und grundsätzlicher in ihren therapeutischen Haltungen gegenüber den Problemen ihrer PatientInnen und deren Lösungen als in den konkreten Methoden und Techniken unterscheiden. Daher ist es Ziel dieses Therapiemanuals, neben der Beschreibung systemtherapeutischer Techniken einen besonderen Fokus auf die systemtherapeutische Haltung in der Behandlung sozialer Angststörungen zu legen.

Das Heidelberger Therapiemanual beruht neben unseren eigenen Vorarbeiten insbesondere auf folgenden Quellen, deren Beitrag wir dankbar anerkennen:

- Dem *allgemeinen Vorgehen Systemischer Therapie* (v. Schlippe u. Schweitzer 2012) und der *integrativen Familientherapie* (Pote et al. 2000):
- auch in ihren grundsätzlichen Überlegungen zu Möglichkeiten eines störungsspezifischen Vorgehens in der Systemischen Therapie (Lieb 2014; Schweitzer u. v. Schlippe 2006);
- in ihren Unterschieden zur Verhaltenstherapie (Lieb 2009b);
- in der systemischen Therapie ängstlicher Kinder und Jugendlicher (Rotthaus 2015).
- Dem *lösungs- und ressourcenorientierten Vorgehen*, konkretisiert für soziale Angst im lösungs- und ressourcenorientierten Therapiemanual von Willutzki et al. (2006).

- Dem *strategischen Vorgehen* im Sinne des *Mental Research Institute* (Watzlawick, Weakland u. Fisch 1974):
- für die Arbeit mit sozial ängstlichen Menschen adaptiert im Therapiemanual von Rakowska (2011);
- für ein weiteres Spektrum von Angststörungen konkretisiert in den Publikationen von Schumacher (2008a) und Giorgio Nardone (2003; Nardone 2007).

Zudem haben wir Anregungen aus der systemischen Kinder- und Jugendlichentherapie in die Erwachsenentherapie übertragen. Unserem klinischen Berater Dr. Rüdiger Retzlaff sind wir für seine persönlichen Anregungen sehr dankbar. Wir haben seine klaren Darstellungen insbesondere der paradoxen Interventionen in seinem Kindertherapiebuch *Spiel-Räume* (Retzlaff 2008) genutzt. Weitere Anregungen kamen vor allem von Wilhelm Rotthaus (2015) in seinem damals noch als Buchmanuskript vorliegenden Titel der Reihe *Störungen systemisch behandeln: Ängste von Kindern und Jugendlichen.*

4.1.1 Heilung als Gemeinschaftsleistung: Arbeit mit Bezugspersonen

In der Beschreibung unserer störungsspezifischen Systemtherapie zur Behandlung von Menschen mit sozialen Angststörungen gehen wir wie Hans Lieb (2014) von folgenden Annahmen aus und verstehen Heilung als Gemeinschaftsleistung (ausführlicher dazu Schweitzer-Rothers 2014):

d) Wir verstehen *störungsspezifisches Geschehen*, d. h. in unserem Fall soziale Ängstlichkeit, nicht als schicksalshafte Ereignisse, die jemandem passieren, sondern als unbewusste Gemeinschaftsleistungen – als aktive Interaktionsprozesse zwischen zumeist mehreren Beteiligten. In diesen Interaktionskontexten können sie Problem, aber auch durchaus sinnvoller Lösungsversuch sein – insofern potenziell auch eine Ressource.

e) Wir verstehen Systemische Therapie als multipersonales Geschehen und beziehen daher stets physisch wie auch virtuell die *wichtigen Bezugspersonen* einer PatientIn in das Therapiegeschehen ein (s. Kasten 3).

Kasten 3: Wer sind wichtige Bezugspersonen und was haben sie mit der sozialen Angst anderer zu tun?

Wichtige Bezugspersonen sind eine oder mehrere Personen, die an der Moderation der sozialen Angst beteiligt sind, diese verstärken oder durch Anpassung mildern, sich selbst dabei womöglich aber stark einschränken und mitleiden. Insbesondere werden Personen wichtig, die bei der Vermeidung angstvoller Situationen – und damit gleichzeitig bei der Aufrechterhaltung der übermäßigen sozialen Angst – (un)gewollt eine bedeutsame Rolle spielen.

Ein Beispiel für eine Bezugsperson und ihre Involviertheit in das sozial ängstliche Geschehen einer nahestehenden Person:
Der Ehemann einer sozial ängstlichen Ehefrau ist scheinbar (!) aufgrund ihrer Leistungsängstlichkeit zum alleinigen Ernährer der Familie geworden, sieht sich damit überfordert und entwertet seine Ehefrau wegen ihres Verhaltens. Eine wichtige Bezugsperson kann ebenso die beste Freundin sein, wenn diese der sozial ängstlichen Patientin im Alltag hilft, angsterzeugende Situationen zu vermeiden. So unterstützt sie diese bei Einkaufs- oder Behördengängen und leidet darunter, mit der Patientin Freizeitaktivitäten wie Ausgehen oder Sport nicht wahrnehmen zu können. Wichtige Bezugsperson kann ein Onkel werden, der der sozial ängstlichen Patientin in Vorbereitung von Familienfeiern stets sagt, sie solle sich nicht so anstellen und eine Rede für das Geburtstagskind halten. Mit dieser Aufforderung steht der Onkel »Pate« für alltägliche Situationen, in denen die Patientin sozialen Ängsten begegnet und keine hilfereiche Unterstützung von Dritten erlebt.

f) Wir verstehen PatientIn, wichtige Bezugsperson und TherapeutIn als miteinander verbunden in einer *Vierecksbeziehung* aus (1) Patientensystem (die PatientIn und für sie wichtige Personen), (2) Symptomsystem (die zuvor erwähnten Personen gemeinsam mit der sozialen Angst), (3) Therapeutensystem (der TherapeutIn im professionellen System) und (4) Therapiesystem (Patientensystem, Symptomsystem und Therapeutensystem).
g) Das *Ziel unserer störungsspezifischen Systemtherapie* ist, PatientInnen und wichtige Bezugspersonen durch Veränderung von Beziehungsgestaltungen darin zu unterstützen, ihr Erleben sozialer Ängstlichkeit zu verändern. Solche Veränderungen können in der Kommunikation, im gemeinsamen Fühlen, Denken und Tun sowie in der Haltung der betroffenen Personen zu ihren eigenen Prozessen geschehen.

4.1.2 Lösungs- und ressourcenorientiertes Vorgehen: Über Lösungen sprechen erzeugt Lösungen

Über Probleme zu sprechen, erzeugt Probleme; über Lösungen zu sprechen, erzeugt Lösungen. Diese Denkweise geht grundlegend auf de Shazer (2009; 2010) zurück. Menschen tragen nach diesem Ansatz die Schlüssel zur Lösung ihrer Probleme bereits in sich. Sie bringen auch keine grundsätzlichen Widerstände gegen die Lösung ihrer Probleme mit in die Therapie. Im Gegenteil wird Widerstand hier als Folge einer mangelhaften Kooperationspassung zwischen PatientIn und TherapeutIn angesehen. Zentrale Intervention ist die Konstruktion von Lösungen, die der Devise folgt: Wenn etwas funktioniert, dann tue mehr davon; wenn etwas nicht funktioniert, dann höre auf damit. Hausaufgaben bestehen meist darin, bis zur nächsten Sitzung etwas zu unterlassen, was nicht funktioniert hat, und etwas zu tun, das bislang in Ausnahmesituationen bereits funktionierte. Wichtigste Methode in der Therapiesitzung ist das lösungsorientierte Fragen, insbesondere nach Ausnahmen vom Problem (Ausnahmefragen) und nach künftigen Zuständen ohne das Problem (Wunderfragen). In gewisser Weise gehört auch das Fragen nach möglichen absichtlich herbeigeführten Verschlimmerungen des Problems (Verschlimmerungsfragen) hierzu. Hilfreich sind zudem Skalierungsfragen. Sie helfen, die frühere, jetzige und hypothetisch-künftige Intensität des Problems zu konkretisieren und damit bereits kleine therapeutische Fortschritte deutlich zu machen. Auf diesen kann im weiteren Therapieverlauf aufgebaut werden.

4.1.3 Strategische Kurzzeittherapie: »Etwas anderes als bisher« erproben

Dieser Ansatz wurde grundlegend von Watzlawick, Weakland u. Fisch (1974) formuliert. Er orientiert sich an folgenden Überlegungen:

1. Wenn Lösungsversuche, wie z. B. das Vermeiden angsterzeugender Situationen oder ein sich Zurücknehmen, nicht zu einer Lösung führen, aber dennoch immer wieder vergeblich angewandt werden, dann sind sie selbst zum Problem geworden. Sie folgen oft einem Muster des »Mehr-desselben«: Die bisherigen

Versuche haben nicht ausgereicht, sie müssen folglich intensiviert oder ausgedehnt werden. Der beständige Kampf gegen die Angst verschärft diese jedoch zusätzlich. Diese sogenannten »Lösungen erster Ordnung« chronifizieren das Problem oft, wenn sie keinen Fortschritt mehr bewirken.

2. Das Gegenmittel ist die Verschreibung von »Lösungen zweiter Ordnung«: oft überraschende, unerwartete und scheinbar vernunftwidrige Vorschläge, die die positiven Absichten der bisherigen Lösungsversuche zunächst in einer sogenannten positiven Umdeutung anerkennen und würdigen. Lösungen zweiter Ordnung können, wenn sie ausgeführt werden, die bisherigen problemaufrechterhaltenden Beziehungsmuster unterbrechen und irritieren, sodass Wege für neue Lösungsmöglichkeiten frei werden. Aber auch, wenn sie nicht ausgeführt werden, weil sie den Patienten zu unnötig oder zu selbstquälerisch erscheinen, machen sie es oft unmöglich, die bisherigen, zum Problem gewordenen Lösungsversuche fortzuführen. Verhaltensverschreibungen, oft auch Symptomverschreibungen, als Hausaufgaben zwischen Sitzungen sind hier eine zentrale Intervention: sich der Angst aussetzen, aber sich mit ihr arrangieren, sie vielleicht sogar für irgendetwas nutzen, anstatt sie erfolglos zu bekämpfen.
3. In der Praxis sind solche Verschreibungen sehr individuell. Zunächst gilt es, gemeinsam mit den PatientInnen die individuellen Interaktionsmuster gut zu erkunden, sich im konkreten Inhalt der Verschreibungen an die subjektiven Theorien, Präferenzen und Sprachspiele der Patientensysteme anzukoppeln und den PatientInnen diese Verschreibungen in einer überzeugenden Weise anzubieten.

4.1.4 Tabellarische Übersicht: Grundkonzepte und Grundhaltungen systemischer Therapie sozialer Angststörungen

Die folgende Tabelle zeigt in einer Übersicht die systemtheoretischen Grundkonzepte für das Verstehen und das Intervenieren bei sozialen Angststörungen sowie die systemtherapeutischen Grundhaltungen gegenüber den PatientInnen, ihren Angehörigen und ihren Problemen.

Diese Grundkonzepte und -haltungen bleiben über alle Therapiephasen hinweg konstant.

Systemtheoretische Grundkonzepte	*System:* Verhalten ist am besten aus der Beobachtung von Interaktionsmustern zwischen Elementen zu verstehen. *Kontext:* Die Bedeutung einzelner Gedanken, Gefühle, Handlungen wird von deren sozialer oder psychischer Rahmung bestimmt. *Konstruktivismus:* Alles Gesagte wird von einem Beobachter gesagt; Verzicht auf ein objektivistisches Wirklichkeitsverständnis; Infragestellung behindernder Gewissheiten. *Multisystemik:* Symptome sind stets in mehreren Systemen/Kontexten zugleich verstehbar und beeinflussbar. *Selbstorganisation/Grenzen der Instruierbarkeit, positive Funktion von Symptomen:* Was Patienten tun, ist für was auch immer sinnvoll, sonst würden sie es nicht tun.
Systemtherapeutische Grundhaltungen	*Respekt* gegenüber Symptom, Lebenspraxis und Beziehungsgestaltung der Patienten *Vielgerichtete Parteilichkeit und Neutralität,* die Patienten ebenso wie ihre Beziehungspartner einschließt und auch die Beibehaltung der Symptomatik in Betracht zieht *Verzicht auf Veränderungsdruck* kombiniert mit Veränderungsoptimismus: »Wie es ist, ist es gut – nur dass es auch anders sein könnte.« *Zirkuläres Hypothetisieren:* beständiges Erkunden, wie Symptom und Lebenspraktiken das psychische, emotionale, physiologische und soziale System von Patienten und deren Beziehungspartnern wechselseitig beeinflussen *Neugierde* auf alternative Gestaltungsmöglichkeiten durch Pflege des Möglichkeitssinnes; Erkunden bislang ausgesparter Gedanken, Gefühle, Emotionen und Handlungsmöglichkeiten *Wertschätzender Humor,* Spaß an freundlicher Absurdität und an ungewöhnlichen Experimenten

Tab. 6: Grundkonzepte und Grundhaltungen systemischer Therapie sozialer Angststörungen

4.2 Übersicht über das Heidelberger Therapiemanual für Systemische Therapie bei sozialen Ängsten

Im Folgenden beschreiben wir die systemtherapeutische Praxis im Heidelberger Therapiemanual »SoPho CBT/ST«, wie sie sich zum Ende des Forschungsprojektes auf der Grundlage des Vergleichs zwischen dem systemischen und dem verhaltenstherapeutischen Ansatz bei der Behandlung sozialphobischer Störungen entwickelt hat. Das Manual war zu Projektbeginn bezüglich Stundenzahl und Sitzungsabfolge strikt parallel zu Stundenzahl und Sitzungsabfolge des Verhaltenstherapiemanuals der Therapievergleichsgruppe gestaltet. Anfangs folgten die Therapiestunden dichter aufeinander (oft wöchentlich) und es wurden mehr Sitzungen vereinbart, als es sich gegen Projektende als sinnvoll und notwendig herausstellte.

4.2.1 Therapiephasen und ihre Sitzungsanzahl und -dauer

Das Manual in seiner Form am Projektende unterscheidet drei Therapiephasen mit 16 Sitzungen von insgesamt 24 Stunden Dauer. Es ist idealtypisch in drei Phasen aufgeteilt, wobei diese in der Praxis ineinander übergehen: die *Anfangsphase* mit dem Fokus »Orientierung und Planung« mit 4 Sitzungen von zusammen 5 Stunden Dauer verteilt über ca. 2 Monate, die *Mittelphase* mit dem Fokus »Intervention und Integration« mit 8 Sitzungen von zusammen 14 Stunden Dauer verteilt über ca. 6 Monate sowie die *Abschlussphase* mit dem Fokus »Konsolidierung, Rückfallprophylaxe und Therapieabschluss« in 4 Sitzungen von zusammen 5 Stunden Dauer verteilt über ca. 4 Monate. Damit kann und soll das Therapieprogramm binnen eines Jahres abgeschlossen werden.

Bei den Sitzungs- und Stundenzahlen handelt es sich um Idealangaben. Die Therapiestunde ist als eine 50-minütige Einheit definiert, wie sie in Deutschland für kassenfinanzierte Einzelpsychotherapie typisch ist. Einige Therapiestunden werden zu Doppelsitzungen von 100 Minuten zusammengefasst, insbesondere bei Bezugspersonensitzungen oder besonders »interventiven« Einzelgesprächen im Therapieraum oder im sozialen Feld. Die einzige Gruppensitzung mit je 6 PatientInnen und deren TherapeutInnen findet als Dreifachsitzung von 150 Minuten statt. Darüber hinaus sind alle weiteren Varianten denkbar, in denen Therapiestunden auch aufgeteilt werden können. So kann es sinnvoll erscheinen, in einer Woche, in der eine Arbeit von 125 Minuten, d. h. zweieinhalb Therapiestunden, aufsuchend in der Lebenswelt des Patienten stattfand, diese zum Wochenende hin in einer 25-minütigen Sitzung, d. h. einer halben Therapiestunde, fokussiert nachzubesprechen.

4.2.2 Therapiebeteiligte

Alle Patienten sind an jedem Therapietermin beteiligt. Ferner sollen die wichtigsten Bezugspersonen in mindestens drei Sitzungen (Doppelstunden) beteiligt werden. Wer das ist, das entscheiden PatientIn und TherapeutIn gemeinsam. Die Therapiesitzungen sollen im Regelfall *face to face*, nur in Ausnahmesituationen telefonisch oder internetbasiert stattfinden. Dies gilt auch für den Einbezug wichtiger Bezugspersonen. Bislang ängstlich vermiedene soziale Situationen in den privaten oder beruflichen Systemen der Teilnehmer werden in weiteren zwei Sitzungen mit insgesamt 4 Therapiestunden begleitend aufgesucht. Eine Sitzung findet als 3-stündige Gruppensitzung mit anderen sozial ängstlichen PatientInnen und ihren TherapeutInnen statt. Die Gruppensitzung wie das Aufsuchen anderer angstauslösender Kontexte sollen die Ängste für Therapeut und Patient gleichzeitig sichtbar bzw. erlebbar machen, sodass sie diese sogleich »vor Ort« besprechen können. Im zentralen Therapiegeschehen dominieren somit 12 Einzelgespräche gegenüber vier Gesprächen mit Bezugspersonen und einem Gruppengespräch mit Mitpatienten.

4.2.3 Vor- und Nachteile der Nutzung eines solchen Manuals

Unsere Projekttherapeuten (vier Sozialarbeiterinnen, drei Psychologinnen und ein Psychologe, Durchschnittsalter ca. 37 Jahre, alle mit fortgeschrittener oder abgeschlossener systemischer Weiterbildung in Heidelberg) berichteten zu Beginn von einem gewissen »Methodendruck« durch das Manual: *»Ich muss mein Genogramminterview unbedingt schon nach der dritten Sitzung fertig haben, schließlich gehört es zur Anfangsphase des Manuals: Will ich die Manualstruktur einhalten, muss ich mich beeilen.«* Dieser anfängliche Stress ließ nach einigen Sitzungen regelmäßig nach. Andererseits berichteten die Projekttherapeuten, das Manual habe es ermöglicht, *»dass ich mich an vieles schneller herantraute«*, besonders an die Gespräche mit Partnern, Familienangehörigen und anderen wichtigen Bezugspersonen. Auch berichteten die TherapeutInnen, dass sie dem Manual methodische Anregungen entnehmen konnten, die ihnen ohne das Manual nicht eingefallen wären.

Jedes Manual ist ein idealtypischer Vorschlag, von dem abzuweichen es im Einzelfall gute Gründe geben kann. Optimal erscheint es uns daher, dieses Manual *»hinreichend ernst, aber nicht zu ernst«* zu nehmen und schon innerhalb eines Forschungsprojektes, insbesondere aber in der therapeutischen Alltagspraxis, besonders hinsichtlich der Zeitstruktur, mit ihm flexibel umzugehen.

4.2.4 Tabellarische Übersichten: Therapiephasen, Zeiten, Sitzung für Sitzung

Ein idealtypischer Ablauf der systemischen Therapie mit den inhaltlichen Schwerpunkten der einzelnen Sitzungen ist in Tab. 7 zu finden. Phasen der systemischen Therapie bei sozialen Angststörungen:
Phase 1: Anfangsphase zur Orientierung und Planung
1. Sitzung (1 Stunde): Joining und Vertrauensaufbau; Klärung von Anliegen (Problemdruck und -aktualität), subjektiver Theorie (Problemerklärung) und Auftrag (globale Zielsetzung) *Joining:* Die Patientin begrüßen und einladen, es sich behaglich zu machen; sich selbst vorstellen; die Patientin als Person kennenlernen, auch jenseits ihres Problems. *Anliegen:* Erkunden des oder der Probleme: Welche Symptome werden beklagt? Wie ist deren Entwicklungsgeschichte? In welchen Kontexten treten sie auf, in welchen nicht? *Subjektive Theorie:* In welchen Kategorien erklärt sich die Patientin ihre Probleme? Welche Handlungskonsequenzen ermöglicht oder behindert ihre subjektive Theorie? *Zeitreise* durch Vergangenheit, Gegenwart und Zukunft der Angst (Zeitlinienarbeit) *Auftrag:* Wie sieht ein guter und realisierbarer Zielzustand für die Patientin aus? *Motivation:* Wie ausgeprägt ist die Bereitschaft, für die Veränderung einiges zu tun?
2. Sitzung (1 Stunde): Genogramminterview über zumindest zwei und maximal vier Generationen; Besprechung des Eigenberichts, beides im Blick auf: *Symptomverständnis:* Mögliche sinnvolle Funktionen der Symptome als Lösungsversuche anderer, familiärer Probleme verstehbar machen *Stärken und Ressourcen:* Eigene und familiäre Stärken und Ressourcen verdeutlichen, die später in der Therapie genutzt werden können

3. Sitzung (2 Stunden): Bezugspersonen-/Familiengespräch
Bezugspersonen können Partner, (beste) Freunde und/oder Familien(mitglieder) umfassen. *Mitbelastung und Mitbehandlung:* Inwiefern erlebt sich die Bezugsperson als »mitbelastet« durch die soziale Ängstlichkeit der Patientin? Inwieweit erlebt sie sich als »selbst belastet« durch eigene Probleme? Welche »Mitbehandlungswünsche« hat sie oder er in dieser Therapie? *Unterstützung und Expertise:* Wie erlebt sich die Bezugsperson als »Unterstützer« und/oder »Experte« für die Patientin? Was will und kann sie oder er zu dieser Therapie beitragen? *Interaktionsmuster:* Auf welche Geschichte bisheriger erfolgreicher und gescheiterter Problemlösungsversuche blicken die Systemmitglieder zurück?
4. Sitzung (1 Stunde): Gemeinsames Fallverständnis und Therapieplanung *Gemeinsames Fallverständnis:* Sich verständigen über problemauslösende und aufrechterhaltende intra-/interpersonelle Interaktionsmuster (»Lösungsversuche, die zu Problemen geworden sind«) und deren Bewertung (»Gute Gründe für ein Leben mit mehr oder weniger Angst«) *Therapiezielplanung:* Auswahl und Hierarchisierung erwünschter Veränderungen (»Wen will ich wann im Therapiezeitraum treffen, mit dem ich mich dies bislang noch nicht getraut habe, und was will ich wann mit und ohne wen tun – ggf. auch: wem will ich etwas absagen, was ich mich bislang noch nicht abzusagen traute?)
Phase 2: Mittelphase zur Intervention und Integration
5. Sitzung (1 Stunde): Planung einer ersten konkreten Intervention für einen außerfamiliären Kontext (z. B. Beruf, Peergruppe, Disco o. Ä.) *Bereitschaft für Veränderungen erfragen:* Klären, ob und wenn ja, warum Zeit für Veränderung jetzt schon reif ist oder noch nicht reif ist *Falls nein*: Wertschätzung der »guten Gründe für Noch-nicht-Veränderung; evtl. Symptomverschreibung; paradoxe Interventionen *Falls ja*: Szenario des Aufsuchens eines attraktiven, angstassoziierten Systems, entweder begleitet von Therapeut oder Partner oder allein
6. Sitzung (2 Stunden): Aufsuchende Arbeit *Experimentieren im Alltag:* Durchführung einer konkreten, in voriger Sitzung besprochenen Intervention
7. Sitzung (2 Stunden): Bezugspersonen-/Familiengespräch: Bezugspersonen können Partner, (beste) Freunde und/oder Familien(mitglieder) umfassen. *Experimentieren mit intimen Interaktionspartnern*: Planung eines zweiten konkreten Experimentes (etwas, das man sich bislang noch nicht getraut hat) für einen intimeren Kontext *Einbindung aller Beteiligten*: Ziel ist die hinreichend gute Entwicklung und Vorbereitung zum Experimentieren in einer gewählten »sozial ängstlichen« Interaktionssituation (ggf. mit Videofeedback)

8. Sitzung (1 Stunde): Auswertung der ersten beiden Interventionen Planung eines dritten konkreten Experiments je nach Bedarf im öffentlichen oder intimen Raum, mit Hausaufgabe
9. Sitzung (2 Stunden): Aufsuchende Arbeit Durchführung des dritten Experiments im öffentlichen oder intimen Raum
10. Sitzung (3 Stunden): Sprechchor und Austausch (Gruppe) *Sich zeigen und von Mitbetroffenen lernen:* Moderierter Austausch über Bewältigungserfahrungen zwischen mehreren sozial ängstlichen Patienten, in Anwesenheit von deren systemischen Therapeuten *Sprechchor-Workshop:* Dekonstruktion angstfördernder Glaubenssätze unter Einbindung der Gruppenmitglieder
11. Sitzung (1 Stunde): Auswertung der bisherigen drei Interventionen, ggf. Planung einer vierten Intervention, mit Hausaufgabe
Phase 3: Bilanzierung, Rückfallprophylaxe, Konsolidierung
12. Sitzung (1 Stunde): Bilanzierung der bisherigen Therapiefortschritte und Vorausblick auf ein Leben nach dieser Therapie *Wenn Therapiefortschritte erzielt wurden:* Gratulation, evtl. mit Überreichung einer Urkunde für Therapieerfolge, »Rezeptur« dieser Erfolge notieren. Ggf. Planung einer vierten Intervention, mit Hausaufgabe *Wenn kaum oder gar keine Therapiefortschritte erzielt wurden:* Erkunden, wofür das gut ist; planen, wie man auch mit sozialer Angst bestmöglich weiterleben kann (»Einrichtungsberatung«)
13. Sitzung (2 Stunden): Bezugspersonen-/Familiengespräch Bezugspersonen können Partner, (beste) Freunde und/oder Familien(mitglieder) umfassen. *Bilanzierung der bisherigen Therapiefortschritte:* wie in Sitzung 13, nur gemeinsam
14. Sitzung (1 Stunde): Bilanzierung und konsolidierende Hausaufgaben *Bilanzierung der Therapieergebnisse:* Bewältigung eines Lebens »nach der Angst« und der Konflikte, die dann evtl. neu auftauchen; Umgang mit künftigen Einladungen zur Ängstlichkeit
15. Sitzung (1 Stunde): Bilanzierung und konsolidierende Hausaufgaben *Abschied in ein »Leben ohne Therapie«:* evtl. »Urkundenverleihung«, Mitgabe von Symbolen, Abschiedsrituale

Tab. 7: Idealtypischer Ablauf der störungsspezifischen systemischen Therapie sozialer Angststörungen

4.3 Anfangsphase: Joining, System- und Fallverständnis, Behandlungsplanung

4.3.1 Telefonischer Erstkontakt

Ziel des ca. 20-minütigen telefonischen Erstkontaktes ist es, das Erstgespräch dadurch bestmöglich vorzubereiten, dass die PatientInnen über die Themen der ersten gemeinsamen Sitzung informiert werden (Prior 2010).

Dabei geht es zunächst im Sinne einer kurzen *Anliegen- und Zielrahmung* um die *Identifizierung des Symptomkontextes*. Wir bitten die PatientInnen zunächst um einen Titel zu ihrem Anliegen, den sie meist noch nicht griffig benennen, über den sie aber laut nachdenken können. Am Ende fassen wir die Beschreibungen der PatientInnen in Form allgemein gehaltener positiver *Ziele* als Grundlage der späteren Zusammenarbeit zusammen: *»Sie würden sich also wünschen, dass … (positive Zielformulierung)?«* oder *»Für Sie wäre es also wahrscheinlich gut, wenn Sie durch die Gespräche mit mir Wege finden könnten, … (positive Formulierung) zu erreichen?«*. Nach einer solchen ersten positiven Zielformulierung erfolgt die Terminvergabe. Im zweiten Teil des Telefonats geben wir einige *Informationen über Inhalte und Struktur des Erstgesprächs*.

- Zunächst bekunden wir unser Interesse an den Zielen der PatientIn: »Als Erstes werde ich mich besonders für Ihre Ziele interessieren. Mir ist wichtig, dass wir gemeinsam ein klares Bild dazu entwickeln, wo Sie am Ende unserer gemeinsamen Arbeit sein wollen. Wenn wir annehmen, dass unsere Gespräche optimal laufen und Sie sich schließlich von mir verabschieden mit den Worten: ›Ich bin jetzt da, wo ich hinwollte‹, dann würde mich interessieren: Wo sind Sie dann? Wie geht es Ihnen dann mit sich und anderen? Was werden Sie anders machen? Dazu werde ich in unserem Gespräch viele Fragen haben, weil ich sicher sein will, dass wir an einem Strang in die gleiche Richtung ziehen.«[2]

2 Wenn die PatientInnen daraufhin schon anfangen, von ihren Zielen zu reden, dann unterbrechen Sie freundlich: »Entschuldigen Sie, wenn ich Sie unterbreche. Es ist gut, dass Sie schon jetzt einige Ideen haben. Aber für heute wollte ich erst mal nur ankündigen, dass ich Sie danach fragen werde.«

- Dann interessieren wir uns für ihre bisher genutzten Problemlösungsstrategien: »Als Zweites werde ich Sie fragen: Was haben Sie schon alles getan, um Ihr Ziel zu erreichen? Und mit welchem Erfolg? Da wird es sicherlich einiges geben, was das Problem gebessert hat, und einiges, was eher zu einer Verschlechterung geführt hat. Beides interessiert mich, das Erfolgreiche, weil man das vielleicht noch mehr machen kann, und das andere, um uns zu ersparen, dass wir in eine Richtung gehen, die eher zu Verschlechterungen geführt hat. Ist das für Sie nachvollziehbar?«
- Schließlich gehen wir auf mögliche Verbesserungen bis zum folgenden Gespräch ein: »Und als Drittes werde ich Sie fragen, was sich zwischen unserem heutigen Telefonat und unserem ersten Gespräch möglicherweise schon Gutes getan hat. Die Forschung hat gezeigt, dass über 70 % der Menschen, die einen Therapietermin ausmachen, zwischen diesen beiden Terminen eine wie auch immer geartete Verbesserung erleben. Das kann eine kleine wie auch eine sehr bedeutende Verbesserung sein – bis hin zu dem allerdings eher seltenen Fall, dass eine Therapie gar nicht mehr nötig ist. Daher möchte ich Sie bitten, auf mögliche Veränderungen einfach zu achten.«

Wir nehmen uns nach diesem Telefonat etwa 5 Minuten Zeit, um zwei Hypothesen zum Sinn (zur möglichen Funktion) und zum Unsinn (zur möglichen Funktionslosigkeit) der sozialen Ängste zu formulieren sowie zum durch sie erzielten Gewinn oder Verlust für die Gestaltung zwischenmenschlicher Beziehungen, vor allem zu wichtigen Bezugspersonen. Diese Hypothesen nehmen wir mit in das Erstgespräch. Der PatientIn lassen wir mit der Terminbestätigung auch schriftlich die drei gestellten Fragen zukommen. Vorlagen zur Gestaltung solcher Erstkontaktbriefe finden sich bei M. Prior (2010).

4.3.2 Erstgespräch

Therapeutische Rolle als Gastgeber/Gastgeberin und Strukturgebende: Wir beginnen das Erstgespräch mit einer *wertschätzenden Begrüßung*. Gerade PatientInnen mit ausgeprägten sozialen Ängsten fällt es schwer, sich auf neue zwischenmenschliche Kontakte einzulassen. Wir machen für uns selbst ein *inneres Foto der ersten gemeinsamen Begeg-*

nung. Zu einem späteren Zeitpunkt, wenn es um die aktive Initiierung sozialer Kontakte gehen wird, kann der Rückbezug zu Ihrer ersten gemeinsamen Begegnung nicht nur für die PatientIn, sondern auch für die Therapeutin hilfreich werden.

Beziehungsaufbau: Joining. Zum Aufbau der *therapeutischen Beziehung* gehört vor allem unsere innere Haltung der Wertschätzung und des Respekts. Ziel ist der Aufbau eines angstfreien menschlichen Kontakts. Nun befürchten Menschen mit sozialen Ängsten in besonderem Ausmaß, sich peinlich zu verhalten. Daher sagen wir den PatientInnen, wie beeindruckt wir sind, dass sie sich getraut haben, sich auf eine Begegnung mit einer fremden Person einzulassen. Wir nutzen unsere eigene *Selbsterfahrung* und reflektieren unsere eigenen Handlungs- und Erlebensweisen: *Kenne ich soziale Ängstlichkeit? Wie reagiere ich darauf bei mir und bei anderen? Was erleichtert es mir, mich an solche Handlungs- und Erlebensweisen der Patienten einerseits anzukoppeln, andererseits mich von ihnen nicht vereinnahmen zu lassen?*

Im Verlauf schauen wir gemeinsam mit der Patientin immer wieder, wie wir beide unsere Beziehung und unsere gemeinsame Arbeit erleben: *»Mir ist es wichtig, dass wir von Zeit zu Zeit auf unser zwischenmenschliches Miteinander gucken. Mir ist wichtig, dass wir frühzeitig bemerken, wie wir gut miteinander reden und arbeiten können, und angstmachende Situationen ebenso frühzeitig entdecken. Wenn wir darüber gemeinsam sprechen, können wir gleichzeitig die Zutaten von in Ihrem Erleben gelingenden Beziehungen kennenlernen.«* Wir fragen die Patientin auch, was sie von uns braucht, um sich in der gemeinsamen Arbeit sicher zu fühlen: *»Wie kann ich Ihnen helfen, dass Sie sich in unseren gemeinsamen Gesprächen sicher fühlen? Was würde Sie verunsichern?«* Wir knüpfen an mögliche Vorerfahrungen der Patientin an: *»Wenn es ambulante und stationäre Behandlungen gab: Wovon haben Sie dort profitiert? Was war nicht hilfreich und sollte hier nicht passieren? Was soll stattdessen passieren?«* Wir erarbeiten erwünschte Gemeinsamkeiten und Differenzierungsmöglichkeiten zu diesen Erfahrungen: *»So wie wir hier sitzen, was erinnert Sie an die guten Erfahrungen, was an die weniger guten? Was sollten wir hier mehr oder weniger tun?«*

Auftragskonstruktion: In diesem Abschnitt Ihres Gesprächs geht es um die Konstruktion eines gemeinsam erarbeiteten Auftrags für die Therapie, der dann als Ziel konkretisiert werden kann. Angestrebt wird *eine positiv und spezifisch formulierte, zeitlich nahe und im Möglichkeitsbereich der Beteiligten liegende Zielformulierung*. Wir können dazu die Formulierungen aus dem telefonischen Erstkontakt erneut nutzen, denn diese sind den PatientInnen bereits bekannt, über diese haben sie sich oft schon Gedanken gemacht.

Diese Zielvorstellungen sind oft identisch mit dem, was gerade zuvor als *»Wünsche« erfragt und benannt wurde*. Die Aktivierung von *Ausnahmen* wird besonders dann wichtig, wenn der Weg über die lösungs- und zukunftsorientierten hypothetischen Fragen allein nicht gewinnbringend erscheint.

Wichtig ist die Frage nach der individuellen und umweltbezogenen Attraktivität des Ziels: *»Wie attraktiv ist dieses Ziel für Sie? Wie attraktiv ist es für Ihre Umwelt? Lohnt es sich, für dieses Ziel etwas zu tun?«* In diesem Zusammenhang zahlt es sich aus, auch kurz mögliche Ziele nicht anwesender, jedoch wichtiger Bezugspersonen zu erfragen. Möglicherweise gibt es mehrere Ziele. Wir notieren diese und reflektieren im Anschluss, welche ein bis drei Ziele für die gemeinsame Arbeit primär wichtig sein sollen. Wir nutzen unbedingt eine Skalierungsfrage (z. B. 0 = gar nicht, 10 = voll und ganz), wie viel von den Zielen bereits erreicht wurde und was es noch in der Therapiearbeit zu bewerkstelligen gibt. So bekommen wir einen guten Eindruck zu Umfang und Größe des zu gehenden gemeinsamen Weges.

Anregung zu neugierigen Taten: Patientinnen mit sozialen Angststörungen stellen oftmals überhöhte Leistungsansprüche an sich selbst. Falls wir schon in dieser ersten Therapiephase zu Experimenten zwischen den Sitzungen anregen möchten, dann sollten diese den PatientInnen Erfolgserlebnisse ermöglichen. Mögliche Fragen dafür sind:

- »Was glauben Sie, wäre gut machbar für Sie bis zu unserem nächsten Treffen?«
- »Würde die Person, die am meisten auf Sie achtet und sich um Sie wohlwollend sorgt, ähnlich antworten oder uns zu etwas anderem raten?«

- »Vollenden Sie den Satz: Ich kann das Ziel … erreichen, weil ich jemand bin, die … (drei positive Ergänzungen).«
- »Vollenden Sie den Satz: Ich kann das Ziel … erreichen (das Problem … lösen), weil ich andere schwierige Dinge auch schon hingekriegt habe, einschließlich … (drei positive Ergänzungen).«

Die Ergänzung der dritten Frage durch die Patientin zielt auf eine Stärkung der persönlichen Identifizierung mit dem Ziel ab und die der vierten Frage kann eine Stärkung der persönlichen Ressourcen ermöglichen (Prior 2010). Bei Bedarf können wir anschließend auf die zweite und dritte Frage aus dem telefonischen Erstgespräch mit der Patientin zu sprechen kommen.

Schlussphase: Wir läuten das Ende dieses ersten gemeinsamen Gesprächs ein, indem wir uns (noch mal) für die Offenheit der PatientIn und das Vertrauen in die gemeinsame Arbeit und das Gespräch bedanken. Wir fragen, ob es noch Wichtiges gibt, das heute nicht angesprochen wurde, aber wichtig zu wissen wäre.

4.3.3 Systemverständnis: Soziales Netzwerk, Genogrammarbeit, Eigenbericht

Soziales Netzwerk: In unserer Studie haben wir eine forscherisch wie praktisch sehr nützliche Diagnostik zur Erfassung der sozialen Netzwerke von PatientInnen mit sozialen Angststörungen entwickelt (Hunger, Geigges u. Schweitzer 2019). Sie ermöglicht es, mit der PatientIn *zwei soziale Netzwerkkarten zu ihren aktuellen Beziehungen* zu erstellen: eine Netzwerkkarte mit *unterstützenden Beziehungen* und eine Netzwerkkarte mit *angstbesetzten Beziehungen*. Die Idee dazu beruht auf dem Modell des »Supportkonvois« von Kahn und Antonucci (1980). Ein Patient (»ich«) beschreibt sein soziales Netzwerk in drei Kreisen, die sich konzentrisch um ihn selbst im Mittelpunkt herumlegen (s. Abb. 7 und 8).

Im *unterstützenden Netzwerk* befinden sich im engsten Kreis die Menschen, von denen sich die Person im sicheren und vertrauensvollen Umgang mit alltäglichen Situationen sehr unterstützt fühlt. Im zweitengsten Kreis sind jene Menschen verortet, die als nur etwas unterstützend erlebt werden, im peripheren Kreis jene, die als ein bisschen unterstützend betrachtet werden. Darüber hinaus haben wir eine vierte Kategorie eingeführt mit der Frage, von wem sich die betroffenen Personen nicht unterstützt fühlen, obwohl sie es sich wünschen.

Entsprechend befinden sich im *angstvollen Netzwerk* im engsten Kreis die Menschen, die bei den PatientInnen ein bisschen Angst auslösen. Im zweitengsten Kreis sind jene Menschen verortet, die etwas mehr Angst auslösen, im peripheren Kreis diejenigen, die sehr viel Angst auslösen. Erneut kann eine vierte Kategorie der Erfragung von Personen dienen, die keine Angst auslösen, obwohl die PatientIn eigentlich damit rechnet. Die Fallvignette eines jungen Architekten mag die mit der sozialen Netzwerkdiagnostik gewonnenen Informationen verdeutlichen.

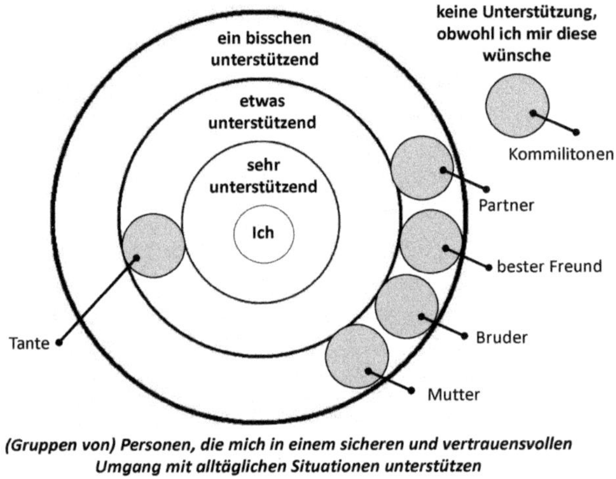

Abb. 7: Soziale Netzwerkdiagnostik: Unterstützungsnetzwerk

Fallvignette 1: Unterstützungs- und Angstnetzwerk eines 26-jährigen Architekturstudenten

Der Architekturstudent kam mit dem Anliegen, sich freier im Umgang mit Vorgesetzten und KundInnen zeigen zu können. Seine Familie und wichtige Freunde lebten ca. 600 km von seinem Studienort entfernt. Der Partner lebte im Ausland.
In der Erfragung des Unterstützungsnetzwerks konnte der Student nur wenige benennen, von denen er sich sehr unterstützt fühlte. Eine Tante erlebte er als etwas unterstützend. Seine Mutter, den Bruder und besten Freund sowie seinen Partner erlebte er als ein bisschen unterstützend. Meistens schrieb er WhatsApp-Nachrichten und war so im Kontakt mit diesen Personen. Jedoch machte es ihm vor allen Dingen zu schaffen, dass diese Personen nicht in seiner Nähe lebten und er sich mit den ihm wichtigen Menschen nicht auch physisch im Alltag erleben konnte. Von seinen ihn alltäglich durch das Studium begleitenden KommilitonInnen wünschte er sich mehr Unterstützung, wusste aber zum Zeitpunkt des Therapiebeginns nicht, wie er diese anfragen konnte.

In der Erfragung des Angstnetzwerks benannte der Architekturstudent den Krankenkassenberater als etwas angstauslösend. Aufgrund seines hohen Nebenverdienstes wurde er von der Krankenkasse stets erneut angeschrieben und zu seinem Versichertenstatus befragt. Der Student erlebte sich häufig gezwungen, Kontakt zu der Krankenkasse aufnehmen und aus seiner Sicht »dumme« Fragen stellen zu müssen. Er erlebte sich dabei in hoher Gefahr, seitens der Krankenkassenberater als »inkompetent« abgewertet zu werden. Dass er stets neue Berater am Telefon antraf, erschwerte die Lage zusätzlich. Insofern repräsentiert »der Krankenkassenberater« in diesem Netzwerk eine Vielzahl angstbesetzter Situationen, denen gemeinsam die Kommunikation mit Fremden am Telefon zu wenig vertrauten Sachverhalten war.
Den Vater erlebte der Student ebenfalls als etwas angstauslösend. Als ein bekannter Ingenieur reiste er durch die Welt und gab auf vielen Kongressen Fachvorträge. Als Sohn begleitete der Student ihn wenn immer möglich und lauschte gerne aus der hinteren Reihe den Vorträgen des Vaters und anderer Experten. Jedoch erlebte er stets erneut mit Schrecken, wenn sein Vater ihn im oder nach dem Vortrag spontan adressierte und zu persönlicher Vorstellung einlud.
Als sehr angstauslösend erlebte er die KollegInnen und SekretärInnen des Architekturbüros, in dem er arbeitete. Beide Personengruppen repräsentierten Leistungssituationen im professionellen Tun und damit die Gefahr, sich peinlich und »unfähig« zu erleben. Der Chef des Architekturbüros wurde hingegen als nur etwas angstauslösend beschrieben und stellte somit eine Ausnahme in Relation zu den KollegInnen und SekretärInnen dar. Grund hierfür war, dass der Chef in gemeinsamen Projektbesprechungen zunächst seine Fähigkeiten und das, »was gut gelaufen war«, adressierte. Fehlschläge wurden umfassend kritisiert, jedoch erleichterte es dem Architekturstudenten allein schon diese Reihenfolge in der Adressierung der Geschehnisse, um einen selbstsicheren Kontakt im Umgang mit seinem höchsten Vorgesetzten aufbauen zu können.

Die Netzwerkdiagnostik wird ergänzt durch die Erfragung der Art der Beziehung, der Kontakthäufigkeit und der Beziehungsdauer. Ebenso kann für die drei bedeutsamsten Personen, die meist äquivalent zu den am meisten unterstützenden beziehungsweise angstbesetzten

Personen sind, der Grad an positiver und negativer sozialer Unterstützung sowie das soziale Erleben im Kontakt mit diesen Personen erfragt werden. Eine ausführliche Darstellung der sozialen Netzwerkdiagnostik findet sich in der praxisbezogenen Methodenbeschreibung von Hunger-Schoppe, Geigges und Schweitzer (2019).[3]

Genogramminterview: Das Genogramminterview dient dem gemeinsamen Verstehen der Angstsymptomatik im Kontext mehrgenerationaler und aktueller Familienbeziehungen. Vor dem Genogramminterview haben sich oft schon Hypothesen durch das erste Telefonat und das Erstgespräch ergeben. Diese können als Anregungen für Nachfragen zu den verschiedenen Beziehungskonstellationen genutzt werden. Das Genogramminterview kann dann in den in Tab. 8 dargestellten Schritten ablaufen.

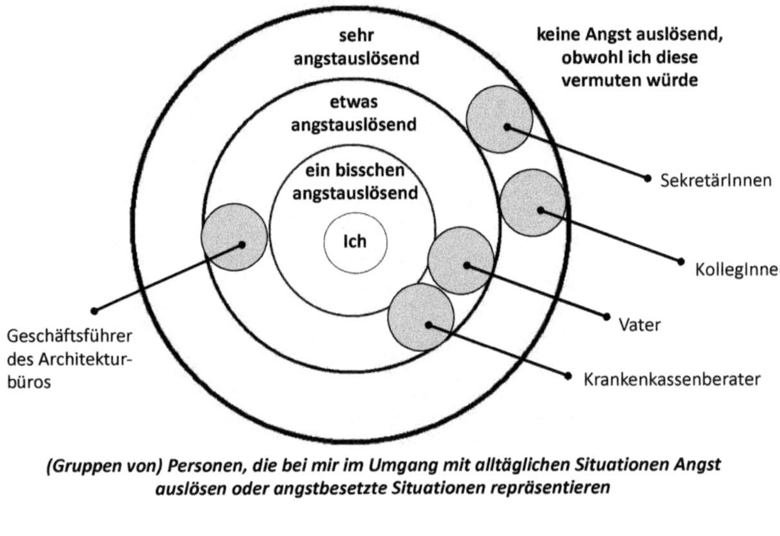

Abb. 8: Soziale Netzwerkdiagnostik: Angstnetzwerk

3 Eine Zusammenstellung der Arbeitsmaterialen in Form eines Praxis-Sets kann bei Christina Hunger-Schoppe angefragt werden.

Ablauf eines Genogramminterviews	
1.	Kurze Datensammlung: *Who is who in Ihrer Familie?* Wir erfragen auf jeden Fall Eltern, Geschwister, Partner und Kinder, Großeltern, bei Bedarf wichtige frühere Partner und wichtige Verwandte sowie Freunde der Familie. Wir achten dabei auf ausgeschlossene/vergessene Personen wie z. B. nicht geborene Kinder oder zur Adoption freigegebene Kinder.
2.	Soziale Angst in der Familie: *Identifikations- und Abgrenzungsangebote* *Gab es Angst oder andere wichtige seelische Probleme in Ihrer Familie?* *Bei wem und in welchen Kontexten?* *Wie wurde damit umgegangen?* *Wie hat das Sie geprägt oder beeinflusst?*
3.	Geschichte der Angst in der Familie: *Auslösekonstellation.* Wir fragen ggf. nach besonderen Systembelastungen wie schweren Erkrankungen, Armut, Migration, beruflicher Überforderung *Wann traten die Ängste erstmals auf? Wie war die Beziehungslage damals?* *Wer war in der Nähe / besonders weit weg, als die Ängste erstmalig bemerkt wurden? Von wem wurden sie bemerkt? Von wem wurden sie nicht bemerkt?* *Hat sich damals in den Beziehungen etwas verändert?* *Wie sind die Beziehungen heute anders?*
4.	Umgang mit den Ängsten in der Familie: *Interaktionskreisläufe rund um die Ängste* *Wer hat die Ängste wahrgenommen? Wer hat wie darauf reagiert (z. B. mitleidvoll, behütend, kritisierend, unbeteiligt)?* *Wie haben Sie auf diese Reaktionen reagiert?* *Was wurde von wem versucht, um Ihre Ängste zu lindern?* (Problemlösungsversuche 1. Ordnung) *Mit welchen Personen/Situationen wird Ihre Angst stärker, schwächer oder tritt gar nicht auf?* (Moderation der Ängste)
5.	Zur Feststellung anstehender Entwicklungsaufgaben: *Was gilt es als Nächstes zu erleben?* Wir fragen ggf. erneut nach besonderen Systembelastungen. *Welche Geschichten in Ihrer Familie handeln von Verlust, Trennung, privater oder beruflicher Unsicherheit?* *Wer hat Sicherheit und Vertrauen nicht geben können? Wer doch?* *Wie würden Sie diese Geschichten für Sie passender erzählen?*
6.	*Von der Gegenwart zur Zukunft*: *Was steht für Sie in Ihrer Familie derzeit / in nächster Zeit an Veränderungen/ Herausforderungen an?* (z. B. Loslösung von der Herkunftsfamilie, Auszug von Kindern, neue Partnerschaft, Gründung einer eigenen Gegenwartsfamilie, Trennung/Scheidung, berufliche Prüfungen und Karriereschritte)
7.	*Motivation zur Veränderung:* *Zu welchen Beziehungsveränderungen würde ein Nachlassen Ihrer Ängste führen?* *Was würde in den Beziehungen besser, schlechter oder gleich bleiben?* *Wer gibt Ihnen Kraft zur Veränderung, wer nimmt Ihnen Kraft?*

Tab. 8: Möglicher Ablauf eines Genogramminterviews

Schriftlicher Eigenbericht über die Lebensspanne: In unserer Studie haben wir einen schriftlichen Eigenbericht entwickelt, der die in Tab. 9 dargestellten Themen erfragt. Die PatientIn füllt diesen vor Therapiebeginn zu Hause aus. In unseren Therapien nutzen wir den Eigenbericht zur Vor- oder auch Nachbereitung der Genogrammarbeit und des Netzwerkinterviews, je nachdem wann die PatientInnen Zeit fanden, den Bericht zu erstellen. Als besonders hilfreich haben sich unserer Erfahrung nach die Informationen zur Lebensgeschichte, zur aktuellen Situation, zur sozial ängstlichen Symptomatik und der Herkunftsfamilie gezeigt. Insofern ist es je nach PatientIn möglicherweise ratsam, auch nur bestimmte Teile des Eigenberichts zum Ausfüllen anzuregen. Dies mag vor allem auf PatientInnen zutreffen, die wenig zeitliche und kognitive Ressourcen zur Erstellung umfangreicher Narrative mitbringen.[4]

Themen des Eigenberichts
1. Lebensgeschichte in je 3 bis 5 Jahre umfassenden Zeitabschnitten: *Was waren besonders stärkende und was eher belastende Lebensereignisse?* *Welche Regeln und Glaubenssätze begleiteten Sie in den Phasen Ihres Lebens?*
2. Aktuelle Situation und sozial ängstliche Symptomatik: *Wie zeigt sich Ihre soziale Ängstlichkeit zurzeit, im Privaten wie Beruflichen?* *Wo erleben Sie sich und andere schon jetzt so, wie Sie es sich zukünftig häufiger wünschen?* *Welche Vermutungen haben Sie zur Entstehung Ihrer sozialen Ängstlichkeit?* *Gibt es weitere Symptome, auf die wir Rücksicht nehmen sollten?*
3. Kraftquellen und Ressourcen: *Was finden Sie an sich gut?* *Was soll sich während der Therapie nicht ändern, weil Sie es jetzt schon als hilfreich erleben?*
4. Ziele und Visionen: *Was möchten Sie verändern? Was wäre ein gewünschtes Ergebnis?*

4 Eine Vorlage für den Eigenbericht zur Nutzung in der alltäglichen Praxis kann bei Christina Hunger-Schoppe angefragt werden.

5. Herkunftsfamilie: *Nennen Sie bitte Alter, Beruf und Wohnort der Mitglieder Ihrer Herkunftsfamilie: Mutter, Vater, Geschwister, Großeltern, Tanten und Onkel, Cousins und Cousinen usw. Falls ein Familienmitglied verstorben ist, geben Sie bitte das Jahr und die Todesursache an. Bitte geben Sie auch an, falls es in Ihrer Familie Kinder gibt, die nicht geboren wurden.* *Wie erleben Sie die Atmosphäre in Ihrer Herkunftsfamilie? Bitte nennen Sie drei Worte zu Mutter, Vater und Geschwistern.* *Wie erleben Sie den Erziehungsstil Ihrer Eltern?* *Gibt es besondere Vorkommnisse in Ihrer Familie, die für Sie heute noch wichtig sind?* *Trifft eine der folgenden Erkrankungen auf eines Ihrer Familienmitglieder zu: seelische Erkrankungen; schwere körperliche Erkrankungen, Behinderungen; Alkohol-, Drogen- und/oder Medikamentenabhängigkeit oder -missbrauch; Selbstmordversuche?* *Welche Familienmitglieder leiden unter ähnlichen Problemen wie Sie? Wer kann damit gut oder weniger gut umgehen?*
6. Partnerschaft und Gegenwartsfamilie: *Wenn Sie aktuell eine Partnerschaft haben oder verheiratet sind, nennen Sie bitte Alter und Beruf Ihrer Partnerin/Ihres Partners: Wie lange kennen Sie sich schon? Seit wann leben Sie zusammen? Wie lange sind Sie verheiratet?* *Waren Sie (bereits) verheiratet? Falls ja, nennen Sie bitte Alter und Beruf Ihres früheren Partners oder Ihrer früheren Partnerin, ggf. den Trennungsgrund sowie die Eckdaten Ihrer Beziehung (Beziehungsdauer, ggf. Jahr der Heirat, Jahr der Scheidung).* *Gibt es frühere Beziehungen, die heute noch eine Rolle für Sie spielen? Falls ja, beschreiben Sie kurz, wer und wie diese Person Sie heute beeinflusst.* *Wenn Sie Kinder haben, nennen Sie bitte Alter, ggf. Beruf und wo Ihre Kinder derzeit leben.*
7. Beruflicher Werdegang: *Wie und wann sind Sie zur Schule / in den Beruf gegangen?* *Wie waren Ihre bisherigen Arbeitgeber?* *Wo hat es Ihnen gut beziehungsweise schlecht gefallen?*
8. Freizeit und aktuelle Lebenssituation: *Wie und mit wem verbringen Sie gerne Ihre Freizeit?* *Welche Hobbys haben Sie und wie häufig im Monat beschäftigen Sie sich damit?*
9. Finanzielle Situation: *Wie beschreiben Sie Ihre finanzielle Situation: Sind sie eher zufrieden oder unzufrieden?*
10. Religiosität/Spiritualität: *Wie wichtig ist Ihnen Ihre religiöse/spirituelle Zugehörigkeit?* *Sollen Glaubensaspekte einen Platz in unseren gemeinsamen Gesprächen bekommen?*

Tab. 9: Themen des Eigenberichts

4.3.4 Ressourcenmodell

Ressourcen beschreiben positive Kräfte in der Vergangenheit und Gegenwart, die zur Bewältigung von Problemen genutzt werden können. Diese können körperliche (Gesundheit, Energie, kräftige Muskeln, gute Augen und Ohren, Schnelligkeit), psychische (Gelassenheit, Neugier, Humor, Zuversicht), soziale (gute Freunde, liebevolle Eltern, unkomplizierte Kinder) und spirituelle Ressourcen sein (Glaube an einen gütigen Gott, an ein ewiges Leben oder eine Wiedergeburt). Diese können auch antizipierte Kräfte in der Zukunft umfassen. Sie können über Ausnahmen erfragt werden: »*Wie ging es Ihnen in guten/besseren Zeiten? Was ist gut in Ihrem Leben gelaufen? Wie war es, als Ihre Ängste mal nicht da waren?*« Aktive Bewältigungsmechanismen erfahren wir mit der Frage: »*Wie haben Sie Ihre Ängste mit in die Situation nehmen und sich dennoch passend handlungsfähig zeigen können?*« Positive Ressourcen umfassen zum Beispiel Hobbys, Sport, angemessene Unterstützung durch wichtige Bezugspersonen, erste kleine bis große Schritte hin zu einem sichereren Denken, Fühlen und Handeln. Negative Ressourcen (Bewältigungsmöglichkeiten, die dem Patienten kurzfristig Erleichterung verschaffen, längerfristig aber schaden) zeigen sich in zum Beispiel übermäßigem Alkohol- oder Drogenkonsum ebenso wie in der übersteigerten Nutzung virtueller Welten. Auch können wir eher »passiv« erscheinende Ressourcen des »Aushalten-und-ertragen-Könnens« erfragen: »*Wie haben Sie das Leid ertragen? Wie haben Sie es ertragen, dass Ihr soziales Netzwerk immer kleiner wurde? Wie haben Sie es ertragen, dass Ihre sozialen Beziehungen nicht so stabil gewachsen sind, wie Sie es sich gewünscht haben?*«

PatientInnen nehmen ihre Ressourcen häufig nicht wahr, weil es sich dabei um hochautomatisierte Routinen handelt. In ihrer Wahrnehmung scheinen sie eher zu geschehen als aktiv von ihnen hergestellt zu werden. Gerade daher ist es wichtig, ein Auge auf das Detail zu haben und so die PatientInnen darin zu unterstützen, auch schon kleinste Unterbrechungen ihrer Problemmuster zu erkennen und zu würdigen: »*Wie haben Sie anders gehandelt, gedacht, gefühlt? Welchen Unterschied macht das zu dem, wie Sie sich sonst verhalten, denken, fühlen?*«

Falls sich trotz erlebter Ausnahmen keine von der Person kontrollierten Verhaltensalternativen zum Problemmuster herausarbeiten lassen, formulieren wir die Aufgabe, ihren Alltag noch genauer auf solche »kleinsten Unterbrechungen ihrer Problemmuster« hin zu beobachten. Wir erkundigen uns in der nächsten Sitzung, ob und wenn ja wie und mit welchem (Miss-)Erfolg die PatientIn mit dieser Anregung experimentiert hat.

Haben wir und die PatientIn erste Unterbrechungen im Problemmuster erkannt, können wir zunehmend daran arbeiten, diese bewusster zu machen und im Kontrollbereich der Patientin hervorzurufen. Wir fragen die PatientIn, wie sie das, was funktioniert, mehr und/oder öfter tun kann. Wir verabreden uns mit der PatientIn zu Zwischenevaluationen, was bei ihrem Experimentieren zu welchem Erfolg geführt hat und was trotz größtem Einsatz nicht im praktischen Alltag als hilfreich erlebt wurde.

4.3.5 Problem-Lösungs-Balance

Zur Balancierung von Lösungen und Problemen (oder anders gesagt: zum Balancieren zwischen Verändern und Bewahren) gilt es, die innere Ambivalenz der PatientIn zu betrachten. Wir gehen dabei davon aus, dass in der PatientIn zwei innere Stimmen miteinander ringen: A) eine Stimme, die zu Veränderungen und zur Lösung des Problems mahnt; B) eine Stimme, die Veränderungen aus guten Gründen verhindern will. Die Wertschätzung beider Stimmen, auch und gerade wenn diese einander widersprechen, ist wichtig, um die Weisheiten dieser Stimmen im Sinne intrapsychischer und möglicherweise auch interpersonaler Systemmitglieder hören zu können (Klein u. Kannicht 2011). Wir versuchen, gemeinsam mit der Patientin zu verstehen, welche guten Gründe die Patientin bisher hatte, das Problem beizubehalten, anstatt die Lösung zu wählen: *»Wie können Sie die Lösung in einer Weise gestalten, dass die positiven Elemente des Problems nicht verloren gehen?«* Durch solche Fragen kann eine Musteränderung eingeleitet werden. Günstigstenfalls können wir mit der Patientin die Rollen insofern tauschen, als wir die Rolle der »Skeptikerin« stärker als zuvor überneh-

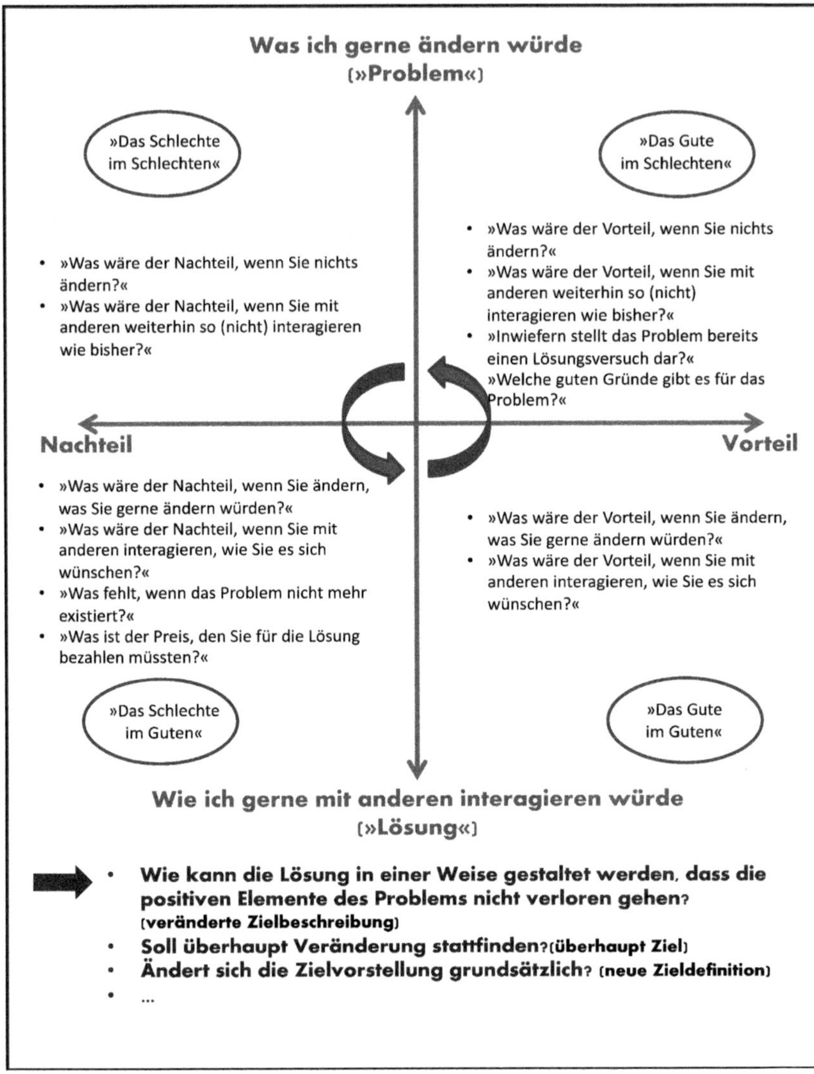

Abb. 9: Problem-Lösungs-Matrix (nach Kannicht 2012)

men und die Patientin dann komplementär in die aktivere Rolle der »Überzeugerin, dass die Lösung möglich ist« gelangt.[5]

4.3.6 Gemeinsames Fallverständnis und Therapiezielplanung

Zirkuläre Fokusformulierung: Anbieten einer plausiblen zirkulären Hypothese darüber, wie die Angst durch intra- und interpersonelle Kommunikationen aufrechterhalten wird. Die *Behandlungsplanung* orientiert sich an jenen zuvor identifizierten System- und Interaktionsmustern, die am stärksten zur Aufrechterhaltung der sozialen Angstsymptomatik beitragen. Ein Beispiel mag dies verdeutlichen:

Die PatientIn erlebt, wie der Kühlschrank leerer wird, und sie ahnt, dass sie bald wieder einkaufen muss. Sie bittet ihren Partner, den Einkauf zu erledigen. Der Partner reagiert genervt. Die Körperhaltung der PatientIn wird mit jeder Ablehnung angespannter. Der Partner zeigt mit jeder erneuten Bitte zunehmende Distanz. Schließlich verlässt er genervt den Raum.

Mit den zunehmenden Informationen aus Auftragsklärung, Musterbeschreibung, Genogramm- und Netzwerkinterview können zirkuläre Hypothesen entwickelt werden, die mögliche Zusammenhänge zwischen der Angstsymptomatik und den Beziehungsmustern verdeutlichen und damit Anregungen geben, welche Veränderungen in den Beziehungen auch zu Veränderungen der Symptomatik beitragen könnten.

Systemische Hypothesenformulierung nach Rotthaus: Wilhelm Rotthaus (2015, S. 137–143) hat zur Hypothesenformulierung nützliche systemische Fragen vorgeschlagen.

1. Welchen Sinn, welchen guten Zweck, welche Funktion könnte das ängstliche Verhalten oder Erleben der Patientin hinsichtlich ihrer und der familiären aktuellen Entwicklungsaufgaben haben? Welche Rolle spielen Loyalitäten zu familiären Traditionen? Wie wurden andere und gleichzeitige Belastungen bisher bewältigt?

5 Eine Vorlage des Problem-Lösungs-Zirkels zur Nutzung in der alltäglichen Praxis kann bei Christina Hunger-Schoppe angefragt werden.

2. Welche Botschaft richtet die soziale Angst an welche Personen (z. B. Partnerin, Eltern, Kinder, Kollegen, Vorgesetzte)?
3. Welche familiären Muster (z. B. Bindungssicherheit und -unsicherheit, Abwertung und Beschämung), Regeln und charakteristischen Glaubenssätze (z. B. »Ich bin nur glücklich, wenn du glücklich bist«), welche Vorannahmen oder Wirklichkeitskonstruktionen gehören zum Hintergrund des Symptoms?

Positives Reframing: Gute Gründe für das Behalten der Angst anschauen: Systemische Therapie interessiert sich sehr für die guten Gründe der Angst. Sie versteht Angst als Teil unseres Lebens, der uns aufmerksam macht auf anstehende Entwicklungsschritte. Insofern gehört das Reframing, das positive Umdeuten eines scheinbar negativen Sachverhaltes, zum alltäglichen Tun systemischer Therapeuten gerade in der Auseinandersetzung mit sozialen Ängsten: »*Dadurch, dass Ihre Frau kaum das Haus verließ, kümmerte sie sich also sehr um Ihrer beider ›Nest‹, und Sie, als ihr Ehemann, mussten sich auch wenig Sorgen um Ihre Frau machen, weil Sie immer wussten, wo sie war.*«

In leichter Abwandlung von Schwing und Fryszer (2006), wie bei Wilhelm Rotthaus (2015) zitiert, lässt sich die Formulierung eines guten Reframings in enger Abfolge von fünf Schritten wie in Tab. 10 beschreiben.

Ablauf der Formulierung eines idealtypischen Reframings	
1.	*Notieren Sie: Was ist es genau, das stört? Beschreiben Sie das störende sozial ängstliche Verhalten oder Erleben konkret und ohne Wertung.*
2.	*In welchen Kontexten könnte das sozial ängstliche Verhalten »passen«? Wo, in welchen Situationen war es einmal sinnvoll und könnte noch immer sinnvoll sein?*
3.	*Welche Fähigkeiten zeigen sich in dem sozial ängstlichen Verhalten? Was muss die ängstliche Person können, um sich so aufzuführen?*
4.	*Was möchte die sozial ängstliche Person bewusst oder unbewusst in und mit ihrer Angst erreichen? Welcher positive Zweck, welche gute Absicht könnte darin liegen?*
5.	*Welche alternative Verhaltensweise könnte die sozial ängstliche Person ihrem Ziel näherbringen? Was könnte oder müsste sie dazulernen?*

Tab. 10: Ablauf der Formulierung eines idealtypischen Reframings

4.4 Mittelphase: Experimentieren

Ziel dieser zweiten Phase ist es, mit Veränderungsmöglichkeiten zu experimentieren, sie zu erproben. Dies sollte stets mit möglichst viel Spaß am Experimentieren und wenig Veränderungsdruck sowie mit größtmöglicher Akzeptanz jeder Nicht-Veränderung geschehen: Wenn Veränderung noch nicht geschah, dann war die Zeit noch nicht reif dafür.

4.4.1 Therapeutische Haltung

Wir wollen PatientInnen nicht »drängen«, etwas zu tun oder zu erleben, was sie nicht tun oder erleben wollen. Sie sollen sich nicht »zwingen, es zu tun«. Wir gehen davon aus, dass es (immer noch) gute Gründe gibt für (»pathologisches«) ängstliches Erleben und Verhalten. Wir laden ein, mit der Angst zu spielen, sie zu nutzen, im Extremfall »sie auszukosten«. Diese Phase der Therapie sollte atmosphärisch durch eine Mischung aus Lust am Erkunden im Sinne von »ich will mir meinen Spaß und meine Neugier gönnen« und einem sportlich-kämpferischen »alla hopp, ich will es meiner Angst mal zeigen« gekennzeichnet sein. Das Motto könnte bestenfalls heißen: »Ich könnte vielleicht schon etwas wagen, aber ich muss ja überhaupt nicht.«

4.4.2 Einzelgespräche

Ein Schwerpunkt der Einzelsitzungen in dieser Phase liegt in den Gesprächen mit den wichtigen Bezugspersonen.

Das innere Team: Es ist davon auszugehen, dass das Seelenleben des Patienten nicht ein »homogenes Ich«, sondern ein differenziertes »inneres Team« oder »inneres Orchester« darstellt, dessen Mitglieder sich oft nicht einig sind (Ambivalenz-Konzept). Mit diesen Metaphern kann dann z. B. gefragt werden: *Welche Teammitglieder / inneren Stimmen äußern sich derzeit zur Frage, ob Sie erstmals in die Disco, zur Univorlesung, zu einer Betriebsversammlung, zum Grillfest mit den Nachbarn, zum Stadtteilfest gehen sollten? Welche Teammitglieder in Ihrem inneren Team wollen, dass Sie sich »auf die offene See wagen«, welche, dass Sie lieber »im sicheren Hafen bleiben«? Was sagen die beruhigen-*

den, was die aufregenden Stimmen? Wie beeinflussen sie sich gegenseitig? Wie können die einander überzeugen?

Oft werden verschiedene Mitglieder des »inneren Teams« von den PatientInnen selbst mit Namen belegt, die im weiteren Gespräch genutzt werden können: z. B. »der große Thomas und der kleine Thomas«, »das frühere ängstliche Kind und der heute etwas mutigere Erwachsene«; »der schwere Klumpen und die leichte Wolke« als Ausdruck der Fähigkeiten, sich im Leben eher schwerfällig oder leichtfüßig zu bewegen. Manchmal benennen Patienten selbst »mehrere Klone / mehrere Abziehbilder« von sich selbst, wie etwa »den Antreiber«, »den Perfekten«, »den Clown« oder »die Souffleuse«.

Fallvignette 2: Innere Stimmen einer 43-jährigen Verwaltungsfachangestellten
Eine Patientin beschreibt zwei innere Stimmen wie folgt: *»Immer zum Beginn unserer Gespräche meldet sich mein ›übereifriger Schutzengel‹. Nach einigen Sitzungen erlebe ich nun deutlicher, dass er ›zur Ruhe gekommen ist‹. Vielleicht war er das auch schon früher, aber jetzt gebe ich mehr acht darauf und erlebe das auch so.«*

Reflexion der Patient-Therapeut-Beziehung: Wie bereits im Erstgespräch ist die Reflexion der therapeutischen Beziehung gerade bei sozial ängstlichen Menschen ein wichtiger Bestandteil des gesamten Therapieprozesses. Wir schlagen diese besondere Achtsamkeit gegenüber der zwischenmenschlichen Beziehung zwischen PatientIn und TherapeutIn vor allem für die Einzelsitzungen vor. Gerade hier verhalten sich PatientInnen oft freundlich-besorgt und angepasst; sie wollen es den TherapeutInnen recht machen. Manche zeigen sich im Gespräch ängstlich-zurückhaltend, manchen ist die Scham aufgrund ihrer Ängste mehr oder weniger deutlich anzumerken. Manche haben auch einen enorm hohen Anspruch an sich selbst und zeigen sich sehr genau in der Ausführung gegebener Anregungen zum Experimentieren. Komplementär kann sich die TherapeutIn ebenfalls fürsorglich-beschützend, quasi in »mütterlicher oder väterlicher« Haltung zeigen. Dies mag manchmal an einem hohen Redeanteil der TherapeutIn erkennbar werden. Ebenso können TherapeutInnen ein gesteigertes Ausmaß an zustimmend-unterstützenden, vergewissernden, allzu einseitig ressourcenfokussierenden Kommentaren wie »Sie machen das doch schon häufig sehr gut« zeigen. Zuweilen ist ein psychoedukativer

Habitus zu erkennen: »das ist alles ganz normal«, »das passiert immer wieder, wird aber typischerweise überwunden«. All diese Praktiken sind zu Therapiebeginn mit sozial ängstlichen Menschen notwendig und produktiv. Auf die Dauer und in Überdosis aber behindern sie die Emanzipation der PatientIn, indem sie diese im Gespräch so protektiv behandeln, dass sich die soziale Angst im Einzelgespräch gar nicht manifestieren kann und folglich nicht angesprochen und allmählich überwunden wird.

Hier hilft einerseits die *affektive Selbstbeobachtung der TherapeutIn:* »Welche Empfindungen und Tendenzen löst die Patientin bei mir aus? Was mache ich bei ihr mehr als in anderen Therapien?« Ebenso nützlich erscheint die *Interaktionsbeobachtung von Therapiesequenzen:* »Hilft mein Gesprächsverhalten der PatientIn, sich von mir zu emanzipieren? Oder verharrt sie dadurch stärker im ängstlichen Modus?« Beim *Betrachten von Videosequenzen*, allein oder noch besser in einer Supervisionsgruppe, wird dies den Therapeuten besonders schnell deutlich. Die PatientIn nach dem Grad sozialer Angst in der Anreise zur heutigen Therapiesitzung zu fragen, kann ebenfalls unterstützend genutzt werden: *»War die Angst hierherzukommen diesmal kleiner oder größer als beim letzten Mal?«* Schließlich geht es auch um das *Mitteilen und Besprechen dieser Beobachtungen mit der Patientin*: *»Mir ist heute wieder aufgefallen, dass Sie sehr wenig sprechen und ich sehr viel«, »Mir fällt auf, dass Sie mir häufig Ihre Sorgen berichten und ich Sie dann tröste. Und ich frage mich, ob das zwischen uns jetzt so ähnlich passiert wie für Sie oft draußen im Leben mit anderen Menschen. Vielleicht können wir überlegen, ob Sie auch hier im Gespräch mit weniger Tröstung von mir auskommen möchten?«*.

Wir haben zu Projektbeginn im Manualtraining mit den TherapeutInnen eine *Selbsterfahrungsübung* gemacht zu der Frage »Wie, wann und wo erlebe ich mich selbst als sozial ängstlich, und wie reagiere ich typischerweise auf sozial ängstliche Menschen?«. Auf diesem Erfahrungshintergrund haben wir in der Supervision später fallspezifische Interaktionen mit diesen im Manualtraining identifizierten allgemeinen Reaktionstendenzen der TherapeutIn verglichen. Die Konsequenz im eigenen therapeutischen Gesprächsverhalten war dann für »viel redende« Therapeutinnen oft ein bewusstes *Weniger-*

reden, für »besänftigende« Therapeutinnen *etwas mehr freundliche Konfrontation und Provokation* (z. B. *»Frau X, jetzt gehen Sie doch mal raus aus Ihrem Opferstühlchen«.*), für »psychoedukative« Therapeuten *mehr Fragen statt Erklärungen*. Hilfreich kann auch *eine gut dosierte Selbstenthüllung* der TherapeutIn sein: *»Ich kenne das auch manchmal, dass …«*. Diese kann dann leichter mit einem deutlich ausgedrückten Interesse der TherapeutIn an schambesetzten Erlebnisweisen verbunden sein: *»Mich interessiert es wirklich, wie das ist, wenn Sie sich sozial ängstlich erleben.«*

Zeitlinien-Arbeit: Bei der Zeitlinien-Arbeit wird mit der PatientIn auf dem Boden des Therapieraumes eine gerade Linie von einer Ecke des Raumes zur anderen abgesteckt. Es werden sogenannte »Bodenanker« zur Markierung bestimmter Zeitpunkte im Leben der PatientIn genutzt. Diese können mit für den jeweiligen Zeitpunkt charakteristischen Schlagwörtern beschriftete Zettel sein. Ebenso können Objekte verwendet werden, wie zum Beispiel Steine für Hindernisse und Blumen für Ressourcen. Dabei können einzelne Zeitpunkte wie auch Zeitspannen besonders markiert werden: z. B. »vor der Therapie; in der Therapiemitte; am Ende der Therapie«, »vor meiner Hochzeit; nach der Geburt des ersten Kindes; nach der Geburt des zweiten Kindes«, »beim Bewerbungsgespräch; am ersten Arbeitstag; am ersten Jahrestag im Betrieb«. Auf diese Weise können Angst stimulierende Ereignisse der Vergangenheit noch einmal in ihrem zeitlichen Entstehungszusammenhang gesehen und eingeordnet werden. Insbesondere kann aber die PatientIn, mit einer unterstützenden TherapeutIn an ihrer Seite, schon einmal künftig bevorstehende angstmachende Ereignisse (z. B. künftige Prüfungen, Vorträge, persönliche Begegnungen) probeweise und symbolisch erfolgreich »durchwandern« bis hin zu einem künftigen Zeitpunkt, an dem sie es »hinter sich« und »geschafft« hat.

Einzeltherapiesitzungen per Telefon oder Skype: Zuweilen könnten *Einzeltherapiesitzungen per Telefon oder Skype* stattfinden. Ein solches Vorgehen eignet sich insbesondere dann, wenn zuvor in persönlichen Gesprächen schon eine gute therapeutische Beziehung aufgebaut wurde. Damit kann auch bei beruflich bedingten Umzügen der PatientInnen die Therapie zu Ende gebracht werden. Bei einigen PatientInnen kann dies zu einem eigenständigen Experimentieren mit den

Symptomen werden, deren Bewältigung viel Zuversicht vermittelt. Unsere Erfahrung hat gezeigt, dass es als besonders hilfreich erlebt wird, wenn die TherapeutIn in zugewandter und authentischer Weise ermutigende Kommentare macht, etwa zu Beginn spontan bemerkt: »Schön, Ihre Stimme zu hören.«

Fallvignette 3: Skype-Therapie sozialer Ängste mit einem 27-jährigen Ingenieur
Ein junger Ingenieur zieht nach der siebten Therapiesitzung in eine andere Großstadt über 700 km entfernt um. Patient und Therapeut vereinbaren, den Rest der geplanten Therapiesitzungen aufzuteilen auf nur noch zwei (dafür längere) persönliche Treffen anlässlich von »Heimatbesuchen« des Patienten. Die übrigen Sitzungen gestalten die beiden per Skype miteinander.

Rollenspiele: Besonders in beruflichen Herausforderungssituationen, bei denen die betrieblichen Bezugspersonen aus Diskretionsgründen nicht in die Therapie einbezogen werden können oder sollen, sind Rollenspiele zur Vorbereitung bevorstehender kritischer Interaktionen oft angstmindernd. In Rollenspielen können z. B. Seminarpräsentationen, Vorgesetztengespräche, Auseinandersetzungen zwischen KollegInnen und mit Eltern(-Teilen) geübt werden. In unserem Projekt haben wir öfter PraktikantInnen oder in Einzelfällen mit den TherapeutInnen befreundete KollegInnen (z. B. aus Intervisionsgruppen im Rahmen systemtherapeutischer Weiterbildungen) in das Geschehen mit einbezogen. Das Rollenspiel kann auf Video aufgezeichnet werden und hinterher gemeinsam angeschaut und nachbesprochen werden.

4.4.3 Bezugspersonengespräche mit Familie, PartnerInnen, FreundInnen

In den Gesprächen mit den wichtigen Bezugspersonen geht es darum, gemeinsam mit den PatientInnen und ihnen wichtigen Menschen zu eruieren, was jeder zu der Aufrechterhaltung und Veränderung der sozialen Ängste tun kann. Es geht um die Exploration optimaler Unterstützungsangebote ebenso wie um die Reflexion von Verschlimmerungsszenarien. Positive soziale Unterstützung kann darin bestehen, *etwas zu tun* (z. B. ermutigen, mitkommen, Fortschritte notieren) oder auch *etwas zu unterlassen* (z. B. gerade nicht mitkommen, den Patienten selber machen lassen). In Wiederholung des ersten Bezugspersonengesprächs ist es auch günstig, wenn die wichtige andere Person der PatientIn (erneut) ihren »Segen« zu mutigeren und evtl. distanzierenden Bewegungen (z. B. Wegziehen von zu Hause bei Kindern; Erlaubnis zu eigenständiger Freizeitgestaltung zwischen Partnern) erteilt, sodass sich die PatientIn mehr aus der bisherigen ängstlich-anklammernden Beziehungsgestaltung hinauswagen kann.

Bei der Einladung zum Bezugspersonengespräch gilt es zunächst zu explorieren, *wer* eingeladen werden soll. In Tab. 13 sind Kriterien zur Identifizierung wichtiger Bezugspersonen dargestellt.

Kriterien zur Identifizierung wichtiger Bezugspersonen
Bezugspersonen, die an der sozial ängstlichen Symptomatik freundschaftlich und empathisch mitleiden: z. B. Eltern, Partner, Freundinnen, in Ausnahmefällen auch nahe Arbeitskollegen.
Bezugspersonen, die die sozial ängstliche Symptomatik durch Schon- und Pflegeverhalten ungewollt und unbewusst mitchronifizieren, z. B.: »Ich mach das schon für dich, wenn du zu ängstlich bist.«
Bezugspersonen, mit denen die PatientIn noch »unerledigte Geschäfte« abzuschließen hat, was oft, aber nicht immer die Eltern sind.
Bezugspersonen, die zur Stabilisierung bereits erreichter Veränderungsschritte wichtig sind, was bei jungen Erwachsenen auch oft die Eltern sein können. In diesen Gesprächen gilt es zusammen mit dem System die Veränderungen zu würdigen, ihre Auswirkungen auf das System zu erfragen und im Sinne von Rückfallprophylaxe Verschlimmerungsszenarien durchzuspielen.

Tab. 11: Kriterien zur Identifizierung und Einladung wichtiger Bezugspersonen

Erfahrungsgemäß fällt besonders jüngeren PatientInnen die Einladung einer guten Freundin oder eines Partners leichter als die Einladung der Eltern. Diese gilt besonders dann, wenn die Eltern als eher aggressiv und vernachlässigend (in der feindseligen Variante) oder als eher scham- und schuldauslösend (in der depressiv-blamierenden Variante) erlebt werden. Bei als scham- und schuldauslösend erlebten Eltern kann überlegt werden, ob und wie auch diese selbst vom gemeinsamen Gespräch profitieren könnten.

Die beste Freundin/der beste Freund als Gesprächspartner erscheint PatientInnen oft weniger bedrohlich als Partnerin/Partner oder Eltern. Das Gespräch mit ihnen erscheint »normaler«, »solidarischer«, »weniger komplex«. Insofern kann das Gespräch mit der besten Freundin oder dem besten Freund oft als »Angstminderer« einem Partner- oder Elterngespräch vorausgehen.

Wie die Patientin zur Einladung eines Partners oder ihrer Familie einladen? Im Kontext dieses Manuals, in dem die Therapie als Einzeltherapie und nicht als Mehrpersonentherapie begonnen hat, muss die Therapeutin eine aktive Rolle dabei einnehmen, den Patienten zur Einladung eines oder mehrerer Partner zu motivieren. Sie sollte der Patientin das Einladen von Bezugspersonen mit einer auf die Patientin zugeschnittenen guten Begründung vorschlagen (»Ich glaube, es würde Ihnen guttun ...«), Bedenken dagegen mit ihr durchdiskutieren. In einem Forschungsprojekt wie dem unseren kann sie auch einfach »wegen des Manuals« auf die Einladung dringen (»Das gehört zu dieser Therapie dazu«). Auch das »Wie« der Partnereinladung sollte in einer Einzelsitzung besprochen, ggf. im Rollenspiel vorher geübt werden. Am Ende aber wird nur eingeladen, wen die Patientin einladen will, im Extremfall also niemand.

Mögliche Furcht der Therapeutin vor dem Partner- oder Familiengespräch: Eine milde »Angst der systemischen TherapeutIn vor der Familie« kann aus wenig Erfahrung mit Mehrpersonengesprächen resultieren (dann sollten solche in der Supervision im Rollenspiel geübt werden) oder aus Furcht vor zu viel Konfliktspannung im Familiengespräch, die die TherapeutIn aus den Erzählungen der Patientin »aufschnappt«. Beide sollten so gut wie möglich in der Fallsupervision gelindert werden; eventuell kann auch die SupervisorIn zu einem ersten Familiengespräch als Hintergrundberaterin mit hinzukommen.

Wann auch mal keine Angehörigen einladen? Bei extrem isolierten Patienten, die mit ihrer Familie den Kontakt abgebrochen haben, kann eine Wiederaufnahme dieses Kontaktes angeregt werden (sofern nicht Gewaltbefürchtungen der Grund dazu sind). Ein »Nein« dazu muss aber respektiert werden. Bei Patienten, deren soziale Ängste ausschließlich im Berufs- oder Ausbildungsleben auftreten, kann auf die Einladung von Angehörigen verzichtet werden, wenn ein Partner- oder Familiengespräch keinerlei »Mehrwert« verspricht. Hier kann stattdessen ein vertrauter Arbeitskollege oder Studienkommilitone als Unterstützer eingeladen werden.

Was kann vom Partner- oder Familiengespräch erhofft werden? Indem die Angst der Patientin im Familiengespräch thematisiert wird, wird sie »aufgewertet«, zum legitimen Thema der Familie oder Partnerschaft gemacht. Oft werden danach die therapeutischen Übungen von Angehörigen besser unterstützt. Manchmal wird deutlich, dass weitere Familienmitglieder ähnlich ängstlich sind und gleich »mitbehandelt werden können« (was dann einen etwas größeren Anteil an Familiengesprächen sowie an therapeutischen »Hausaufgaben« an mehrere Familienmitglieder nahelegt). Bei symbiotischen Eltern-Kind-Beziehungen (oft: Mutter-Tochter-Beziehungen) können beide zugleich zu mehr Eigenständigkeit ermutigt werden.

4.4.4 Eine Gruppensitzung mit anderen PatientInnen mit sozialer Angst

Die für jeden Patienten einmalige Gruppentherapiesitzung von max. 3 Zeitstunden Dauer (mit 15 Minuten Pause in der Mitte) soll bevorzugt im Mittelteil der jeweiligen Therapie stattfinden, in einer Gruppe von 5-7 PatientInnen und deren TherapeutInnen.

Im Rahmen der Therapie soll eine spannende, aber gut bewältigbare Herausforderung für alle sozial ängstlichen PatientInnen angeboten werden, indem sie mit anderen sozial ängstlichen Menschen zusammentreffen. Dabei können sie erfahren, dass sie die durch diese Einladung regelmäßig hervorgerufene Nervosität gut überwinden können. Zudem erfahren sie, wie andere teilweise ähnliche Herausforderungen zu bewältigen versuchen. Darüber hinaus wird ihnen angeboten, in einer strukturierten Gruppenübung (dem »Sprechchor«) angstverstärkende, bislang nicht oder wenig bewusste Gedanken zunächst in Worte zu fassen, dann in einer Kleingruppendiskussion zu »veröffentlichen«, am Ende von einem Sprechchor vorgetragen zu hören – und dadurch ein entspannteres Verhältnis zu diesen Gedanken zu finden.

Zur Vorbereitung der Gruppensitzung kann schon vorab in den Einzelgesprächen die Idee der »problemerzeugenden Glaubenssysteme«, der sogenannten »Belief-Systems« vorgestellt werden. In einem kurzen Interview kann die PatientIn gefragt werden, was sie zu sich selbst manchmal sagt, wenn die Angst dabei ist zuzunehmen, und welche dieser Sätze sie besonders ängstigen. Der Therapeut schreibt diese Sätze handschriftlich mit, überreicht der PatientIn anschließend das Blatt und bittet sie, bis zur Gruppensitzung weitere solcher problemverschärfenden Sätze bei sich selbst zu beobachten und aufzuschreiben. Diese Vorgehensweise findet sich übrigens ähnlich in der Rational-Emotiven Therapie von Albert Ellis, ist aber von Jochen Schweitzer in dem hier vorgestellten Setting mit anderer Philosophie und Praxis entwickelt worden. Die problemverschärfenden Sätze sollen hier nicht im sokratischen Dialog als »irreal« entlarvt werden, sondern mit ihnen wird solange »gespielt«, bis aus dem inneren Fundus des Patienten selbst neue, für ihn bekömmlichere Sätze hervortreten (ausführlich hierzu Schweitzer 2006).

Für die Gruppensitzung werden die TherapeutInnen der fünf bis sieben teilnehmenden PatientInnen gebeten mitzukommen. So kann die Gruppensitzung in den Einzelgesprächen gut vor- und nachbesprochen werden. Die TherapeutInnen bieten als »Vertraute« den PatientInnen eine gewisse Sicherheit als »freundliche Begleiter« in die Gruppensitzung. Und die TherapeutInnen können manche Teile der Sitzung auch als strukturierte Rückmeldung zu ihrer eigenen bisherigen Arbeit mit den PatientInnen nutzen.

Die Sitzung soll in einem Raum stattfinden, in dem 16 Menschen gut Platz finden können. Auch diese Sitzung wird auf Video aufgenommen. Sie soll ungefähr so ablaufen:

Die Sitzung beginnt mit ca. 15 Minuten Kennenlernen mit einer »Wer-ist-hier-wer-Skulptur« (von Schlippe u. Schweitzer 2012, S. 294–296). Dann folgt über ca. 30 Minuten eine Erzählrunde der PatientInnen in einem Innenkreis, wobei die folgenden Fragen beachtet werden. Die TherapeutInnen sitzen in einem Außenkreis und hören zu:

- Worin bestehen meine sozialen Ängstlichkeiten – und vor welchen sozialen Situationen habe ich umgekehrt keine Angst?
- Was habe ich im Verlauf der Therapie bislang zur Veränderung meines Umgangs mit meiner Ängstlichkeit versucht und herausgefunden – und was davon hat sich für mich bewährt?
- Wie wird mein Leben nach erfolgreicher Therapie anders aussehen als vorher?
- Was wünsche ich von meiner TherapeutIn im weiteren Therapieverlauf?

Dann wechselt die Sitzordnung. Die TherapeutInnen sind nun im Innenkreis, die PatientInnen sitzen im Außenkreis und hören zu, während die TherapeutInnen sich zu den folgenden Fragen austauschen:

- Was hat mich an den Erzählungen meiner PatientIn überrascht?
- Wie habe ich ihren Entwicklungsprozess wahrgenommen?
- Was würde ich mit meiner PatientIn gerne im weiteren Therapieverlauf noch machen?

In einer ersten Kaffeepause von ca. 15 Minuten mischen sich zuweilen PatientInnen und TherapeutInnen. Danach beginnt die Sprechchor-Übung (von Schlippe u. Schweitzer 2012, S. 292–293), die ca. 75 Minuten dauert.

Eine zweite Kaffeepause von wiederum ca. 15 Minuten verbringt jede PatientIn mit ihrer TherapeutIn und bespricht die Frage:

- Welche Erfahrungen haben beide heute in dieser Gruppensitzung gemacht, und was möchten Sie heute in dieser Gruppe noch ansprechen, erzählen, fragen?

In der Schlussrunde von 45 Minuten Dauer sitzen zu Beginn (ca. 15 Minuten) zwei zueinander halboffene Kreise nebeneinander, ein PatientInnenkreis und ein TherapeutInnenkreis. PatientInnen können weitere Anliegen, offene Fragen, Zweifel, Erfahrungen benennen und alle Teilnehmer, die es möchten, können dazu etwas sagen. Danach gibt es 15 Minuten »Speed-Beratung«: PatientInnen und TherapeutInnen laufen im Raum umher und suchen sich nacheinander maximal drei Personen, denen sie noch etwas sagen oder die sie noch etwas fragen möchten. In den letzten 15 Minuten geht ein Erzählstein im Kreis herum. Wer will, kann seine »letzten Worte« innerhalb der heutigen Gruppensitzung sprechen. Diese endet schließlich nach ca. 180 Minuten. Die Erfahrung dieser Gruppe bewirkt oft ein *»Erlebnis normalisierenden Vergleichs«*: »Nicht nur mir allein geht es so auf dieser Welt« oder »Die leiden an Ähnlichem und sind doch auch ganz normale und freundliche Menschen«. Diese Erfahrung wird noch gesteigert, wenn Gruppenmitglieder in kurzen »Speed-Beratungsübungen« auch zu *gegenseitigen Beratern* werden. In einem Fall trafen sich zwei Patienten mit ähnlicher Lebenssituation hinterher privat mit ihren Ehepartnern zum Austausch.

Es empfiehlt sich, diese *Gruppensitzung nach ca. 2/3 des Therapieverlaufes* stattfinden zu lassen, weil dann schon erste Therapieerfolge berichtet werden können. Oft bereiten die Einzeltherapeuten diese Gruppensitzung in einer vorausgehenden Einzelsitzung vor. Eine Projekttherapeutin traf sich unmittelbar vor der Gruppensitzung mit »ihrem« Patienten zu einem 20-minütigen Spaziergang zur Einstimmung darauf.

4.4.5 Experimentieren mit möglichen Veränderungen

Vor konkreten Veränderungsexperimenten geht es darum, die Veränderungsbereitschaft/Motivation der PatientIn, ggf. auch die von wichtigen Bezugspartnern, immer wieder neu zu erkunden. Dabei helfen Skalierungsfragen »auf einer Skala von 0 bis 10 ...«

- »Wie optimistisch sind Sie derzeit, sich bislang vermiedenen Situationen auszusetzen?«
- »Wie optimistisch müssten Sie sein, damit dieser Optimismus Sie trägt?«
- »Wie viel Angst wären Sie bereit, zum Realisieren dieses Ziels vorübergehend zu ertragen – und wie lange?«

Daran können sich Fragen nach der Quelle von Motivation und Kraft anschließen:

- »Welche Kräfte oder Energien treiben Sie dabei an?«
- »Welchem Teil von Ihnen selbst oder welchen anderen Menschen zuliebe würden Sie das vor allem tun?«

Genauso wichtig ist es, die Abhaltungen zu erkunden:

- »Was kann Sie davon abhalten, heute einen Schritt weiter zu gehen?«
- »Wofür wäre es gut, das heute noch nicht auszuprobieren?«

Wertschätzung für die jeweils vorherrschende Tendenz sollte in Formulierungen ausgedrückt werden, die zur TherapeutIn passen. Für uns Autoren könnten etwa folgende Formulierungen passend sein:

- »Donnerwetter, da haben Sie sich ja ganz schön viel getraut.«
- »Mir leuchtet sehr ein, dass Sie in dieser Situation langsam und sorgfältig vorangehen und nichts übereilen wollen.«

Es können dann auch Alternativen angeboten werden (Prior 2005; 2010):

- »In der Vergangenheit haben Sie ..., jetzt überlegen Sie vielleicht, ob Sie ...«
- »Vielleicht wollen Sie noch nicht heute, aber etwas später (z. B. morgen oder erst übermorgen) etwas Neues ausprobieren.«
- »Ich sollte Ihnen vielleicht heute noch nicht vorschlagen ...«

4.4.6 Reframing und Symptomverschreibungen (Paradoxe Interventionen)

Zunächst gilt es, eine positive »Nebenwirkung« des ängstlich-vermeidenden Verhaltens mit den PatientInnen herauszuarbeiten (Reframing). Dazu kann gefragt werden: *»Welche Vorteile hat es in Ihrem Leben, sich sozial ängstlich zu zeigen? Wie reagieren andere Menschen auf Sie? Was würde schwieriger oder anstrengender, wenn Sie sich selbstbewusster zeigten?«* Auf der Basis der Antworten können verschiedene Symptomverschreibungen angeboten werden.

Ein Reframing kann wie folgt lauten: *»Sie sagten, die Angst mache Ihnen deutlich, was Ihnen wichtig sei, nämlich im Kontakt mit anderen nicht abgewertet, sondern wertschätzend behandelt zu werden. Insofern könnten Sie Ihre Ängste ja noch etwas beibehalten und sie beim Knüpfen neuer Kontakte nutzen, um zu schauen, wie sehr Sie sich auf den anderen einlassen möchten. Die Angst wäre dann fast so eine Art persönlicher Bodyguard.«*

Danach kann die Therapeutin dem Patienten empfehlen, sich absichtsvoll (statt spontan-unabsichtlich), einem guten Zweck zuliebe (z. B. einer anderen Person oder dem eigenen Über-Ich zuliebe) ängstlich zu fühlen und/oder zu zeigen. Solche Empfehlungen, das Symptom (vorläufig und absichtlich) noch weiter bestehen zu lassen, nennen wir Symptomverschreibungen (d. h., das Symptom wird als Heilungsmittel verschrieben) oder paradoxe Intervention (die Aufforderung, etwas scheinbar Negatives zu einem guten, heilsamen Zweck zu tun).

In diese Empfehlung, das Symptom vorerst noch beizubehalten, sollten kleine, aber bedeutsame aktive Veränderungen eingebaut sein:

- die Angst ggf. in einer anderen Form auszudrücken, also mit anderen Worten, Gesichtsausdrücken, Gesten, Körperhaltungen;
- die Angst ggf. in einem anderen Kontext zu zeigen, z. B. zur Abwechslung gegenüber Männern statt wie sonst gegenüber Frauen; im Seminarraum statt im Foyer; in der Familie statt bei der Arbeit;
- sich der Angst zu einem anderen Zeitpunkt als bisher (z. B. morgens statt abends, am Wochenende statt in der Woche) zu überlassen; solche ganz bestimmten Zeitpunkte können intensiver, aber kürzer als bisher sein (z. B. »jeden Morgen fünf Minuten nach dem Frühstück«);
- für sich absichtlich »ängstliche und mutige Tage« zu definieren (z. B. an geraden und ungeraden Tage der Woche), an denen die PatientIn mal mit einem eher mutigen, mal mit einem eher vorsichtigen Auftreten experimentiert.

Diese stets absichtsvollen, von der Therapeutin mit guter Begründung angeratenen Fortführungen des ängstlichen Erlebens und Verhaltens transportieren die therapeutisch wirksame Überzeugung: »Ich könnte ängstlich oder mutig sein. Aber ich selbst entscheide, wann ich welche Facetten der Angst vor mir selbst zulasse und vor den anderen zeige und wann nicht.«

Systemisch-strategische Therapeuten (Nardone 2007; Schumacher 2008a; Watzlawick, Weakland u. Fisch 1974) empfehlen spezielle Varianten solcher paradoxen Hausaufgaben/Verhaltens- und Denkempfehlungen:

- *Bei Vermeidungsverhalten simple und etwas ins Absurde gesteigerte, andere Formen von Vermeidungsverhalten* mit dem Patienten zusammen erfinden und diese ihm als Hausaufgabe mitgeben (Nardone 2007) – z. B. sich eine Tarnkappe basteln und aufziehen; sich ein Schild anhängen: »Bitte sprechen Sie mich nicht an!«; eine furchteinflößende Party mehrere Stunden durch ein Fenster von außen beobachten.
- *Ablenkungen:* Beim Ausführen einer Hausaufgabe in einer potenziell ängstlichen Situation die Aufmerksamkeit von der Angst weg auf etwas Absurdes und Absorbierendes richten. Der Gedanke dahinter: die Angst tritt seltener auf, wenn man

abgelenkt ist. Aber man kann sich nicht bewusst ablenken, damit man keine Angst hat. Deshalb müssen in der Therapie andere, gleich mächtige Bewusstseinsinhalte herausgearbeitet werden – was der Patient tun oder denken kann in Zeiten, in denen er sonst Angst hatte. Eine PatientIn könnte z. B., wenn sie sich einer angsteinflößenden Situation nähert, »Pirouetten drehen« oder »sich den Tabellenstand der Fußballbundesliga aufsagen« oder »Bohnen in leere Flaschen füllen« (Nardone 2007).

- Bei Beschützungsangeboten durch freundliche Menschen darüber *nachdenken, dass in jedem Hilfsangebot auch eine selbst eingeladene Entmündigung steckt,* die kurzfristig zwar die Angst lindert, mittelfristig aber »Sie noch abhängiger macht und die Angst langfristig noch schlimmer macht« (Nardone 2007).
- *Befürchtete Zukunft durchdenken:* Bei einer bevorstehenden, Angst auslösenden Situation könnte eine Patientin nicht darüber nachdenken: »Was tue ich, um das Befürchtete zu verhindern?«, sondern vielmehr darüber: »Was tue ich, nachdem das Befürchtete eingetreten ist? Wie wird mein Leben danach aussehen?« Oder sie kann umgekehrt darüber sinnieren: »Was tue ich, bis das Befürchtete eintritt? Wie sieht mein Leben davor aus?« (Schumacher 2008b).
- *»Problemtäter der Angst werden«:* Die PatientIn kann versuchen, die Angst nach einem vorher festgelegten Zeitplan selbst herbeizuführen, zu intensivieren oder wieder gehen zu lassen (z. B.: »Angst 27 Minuten lang kommen lassen, dann weiter 27 Minuten steigern, 27 Minuten halten, 27 Minuten entspannen« – es können aber auch statt 4 x 27 Minuten nur 4 x 7 Minuten sein) (Schumacher 2008b).
- Die TherapeutIn kann der PatientIn die *»acht Lösungen der Angst«* (Schumacher 2008a) als weitere Möglichkeiten vorstellen. Danach gibt es immer mindestens acht Erlebensvarianten, die wir alle alternativ zur Angst in unserem Vorrat verfügbar haben: (1) Echte, spontan und unwillkürlich erfolgende Ablenkung, die man nicht bewusst herbeiführen kann; (2) die Kanalisierung von Energie in Beruf, Sport oder Hobbys; (3) Depression, denn »Angst braucht Energie. Energie wird nur für Sinnvolles

aktiviert. Der, der alles sinnlos findet und schon aufgegeben hat, muss auch vor nichts mehr Angst haben«. (4) Die Vernichtung von Energie durch sedierende Medikamente (5) Wut als Angriffsmodus ist gut gegen Angst; (6) Alkohol lockert ängstliche Kontroll- und Vermeidungsstrategien; (7) Religion: wer Gott vertraut, dürfte insgesamt weniger ängstlich durch die Welt gehen; (8) Wut statt Angst: sozial ängstliche Menschen zeigen sich oft anderen gegenüber vorsichtig, respektvoll, abhängig. Kleinste, anfangs noch sehr zarte Äußerungen von Wut gegen sich selbst (»was tue ich mir da an«), gegenüber der Angst (»dieser miserable Quälgeist«) oder gegenüber anderen Menschen und am Ende sogar gegen die Therapeutin können ein Hinweis auf beginnende Therapiefortschritte sein. Sobald diese spontan auftreten, sollte mit ihnen interessiert weitergearbeitet werden.

4.4.7 Externalisierung der sozialen Angst

Ziel der Externalisierung ist die Loslösung desjenigen Teils der sozialen Ängstlichkeit der Patientin, die als übermäßig empfunden wird. Es geht darum, die Symptomatik und den Menschen, dem diese zugesprochen wird oder der sich diese selbst zuschreibt, voneinander zu trennen. Oft wird die Symptomatik als ein der PatientIn innewohnender eigener Persönlichkeitsanteil angesehen. Damit wird die Persönlichkeit der PatientIn (von ihr selbst oder anderen) für die Existenz und für die Überwindung der sozialen Ängste verantwortlich gemacht. So wird die Person dann selbst zu einem »Problem«: Dann hat nicht mehr die Person das Problem, sondern scheinbar hat das Problem die Person mehr oder weniger fest im Griff. Durch die Externalisierung werden die Symptome (z. B. Probleme, Eigenschaften) verselbstständigt und aus der PatientIn »herausgeholt«. Die PatientIn wird wieder handlungsmächtiger, indem sie beginnt, die Symptome zu kontrollieren, statt dass die Symptome sie kontrollieren. Dieses ursprünglich von White, Epston und Balkenhol (1990) beschriebene Vorgehen wird für soziale Ängste besonders gut durch Heinrichs und Kollegen (2010) in ihrem Manual einer ressourcenorientierten, systemische Elemente einbeziehenden Therapie beschrieben. Insofern lehnen sich die folgenden Ausführungen eng an ihr Manual an.

Die Externalisierung des Problems kann über seine Substantivierung erfolgen: »Wie haben die Ängste Sie dazu gebracht, sich immer mehr zurückzuziehen? Wie haben sie Sie dazu gebracht, vor allem das Negative zuerst wahrzunehmen?« Ebenso nützlich erscheint die Personifizierung und Verdinglichung des Problems (ein Beispiel dazu in Fallvignette 4): »Wenn Sie ein Bild Ihrer sozialen Ängste malen würden, welche Gestalt würden diese annehmen? Wenn Ihre Angst ein Ding oder Lebewesen wäre, was wäre es für eins? Wie sieht es aus, wie bewegt und verhält es sich? Hat es eine Stimme, und wenn ja, was sagt es zu Ihnen?«

Fallvignette 4: Externalisierte Angst einer 33-jährigen Lehrerin
Eine Patientin beschreibt ihre Angst als Teufelchen, das ihr im Nacken sitzt und in sozialen Situationen immer wieder misstrauische und abwertende Kommentare über sie selber macht. Wenn sie recht entspannt mit ihrem Freund zusammen sei, piekse sie das Teufelchen und warne sie, dass sie sich nicht zu stark fallen lassen dürfe.

Hilfreich bei der Externalisierung sozialer Ängste ist die Frage, welchen Einfluss sie auf den Alltag der PatientInnen und deren Beziehungen haben: *»Wie beeinflussen die sozialen Ängste Ihr Leben? Wie stehen sie im Zusammenhang mit dem Bild, das Sie von sich haben? Wie interagieren Ihre sozialen Ängste mit anderen Menschen? Sind Sie einverstanden, dass Ihr heutiges Leben von Ihren sozialen Ängsten beeinflusst oder gar bestimmt wird?«* Weiterhin dient die Externalisierung der Verdeutlichung, welchen Einfluss die PatientInnen selbst auf die Aufrechterhaltung der sozialen Angst sowie Ausnahmen von derselben haben: *»Gibt es Momente, in denen Ihre Ängste mal kleiner und mal größer sind? Können Sie eine Situation beschreiben, in der sie nicht da waren? Was haben Sie wohl gesagt, gedacht oder gefühlt, was zu einer Veränderung der Größe Ihrer Ängste führte? Auf welche persönlichen Eigenschaften können Sie diese Veränderungen zurückführen?«*

In seiner systemischen Therapie von Ängsten bei Kindern und Jugendlichen beschreibt Wilhelm Rotthaus (2015) die Externalisierung in den in Tab. 12 dargestellten Schritten.

Schon an dieser Stelle möchten wir auf die dritte Therapiephase des Therapieabschlusses hinweisen und betonen, dass sich die Externalisierung auch gut zur Rückfallprophylaxe eignet: *»Wenn die externalisierte Angst mal wieder vorbeischauen wird, um zu sehen, ob sie* *neue Chancen bekommt, können Sie ihr sagen: Hallo, wir kennen uns ja gut, aber ich werde nicht mehr tun, was du sagst.«*

Ablauf einer Externalisierungsarbeit	
1.	Die Angst – nicht den ängstlichen Menschen! – als Urheber der Schwierigkeiten einführen: *»Die Angst setzt Ihnen also schon am frühen Morgen Gedanken in den Kopf. Die Angst ist zu einem zusätzlichen Familienmitglied geworden.«*
2.	Der externalisierten Angst eine konkrete Figur und schließlich einen Namen geben: z. B. ein Tier, Mensch; männlich, weiblich; dick, dünn; hohe, tiefe Stimme.
3.	Den Einfluss der externalisierten Figur sukzessive auf alle betroffenen Lebensbereiche ansprechen: *»Wie denken, fühlen, verhalten Sie sich mit der Angst im privaten und beruflichen Leben? Wie beeinflusst sie Ihre Partnerwahl und Ihre Beziehung zu Ihren Kindern? Wie Ihr Besitzverhalten? Wie Ihre Beziehung zu Ihrem Körper? Wie Ihr Störungserleben?«*
4.	Die Aktivitäten der Angstfigur bewerten lassen: *»Verhält sie sich fair? Wollen Sie der Angst erlauben, sich so zu verhalten und Ihr Leben so mitzubestimmen? Möchten Sie im Verbund mit mir und anderen dafür sorgen, dass die Angst Sie wieder freier agieren lässt?«*
5.	Umgekehrt den Einfluss der Personen auf die Angstfigur erfragen: *»Ist es Ihnen in letzter Zeit einmal gelungen, der Angstzicke Grenzen zu setzen?«*
6.	Die Aktivitäten der Personen und ihren jetzt schon beobachtbaren Einfluss auf die Angst positiv bewerten: *»Sind Sie stolz darauf zu sehen, was Sie schon verändert haben?«*

Tab. 12: Möglicher Ablauf einer Externalisierungsarbeit

Abschließend sei angemerkt, dass ebenso wie die sozialen Ängste auch die Lösung externalisiert werden kann, also ein Symbol (z. B. eine »sichere Rüstung«, ein »freier Vogel«, ein »Hans im Glück«, eine »Ronja Räubertochter« o. Ä.) für die Überwindung der Angst gefunden, benannt, dargestellt und in das o. a. Vorgehen eingeschlossen werden kann. Weiterhin ist denkbar, dass auch den für die Lösungserreichung notwendigen Kompetenzen eine Gestalt gegeben wird.

4.4.8 Aufsuchen bislang ängstlich vermiedener sozialer Systeme (»Zielkontexte«)

Über die Arbeit mit Ausnahmen und hypothetischen Lösungen im Rahmen der Auftrags- und Zielkonstruktion (u. a. Wunderfrage) konnte bereits gemeinsam mit der Patientin eine Ahnung der Muster des Gelingens konstruiert werden. Nun gilt es, diese Ahnung in konkrete

Erlebnisse überzuführen. Es gilt, attraktive Zielkontexte aktiv aufzusuchen. In der gemeinsamen Reflexion dieser Erlebnisse können so (nachhaltige) biopsychosoziale Erfahrungen entstehen.

In der Herausarbeitung der Beziehungsmodelle der Patientin, vor allem in der Thematisierung des Unterstützungs- und Angstnetzwerkes, wurde bereits deutlich, dass es sowohl positive wie auch negative *tatsächliche und antizipierte* Beziehungserfahrungen gibt. Eventuell wurde dabei auch schon erkennbar, dass positive Beziehungserfahrungen im unterstützenden Netzwerk hilfreich für die Auseinandersetzung mit negativen Erfahrungen im angstbesetzten Netzwerk sein können.

Bei der Vorbereitung ist Folgendes zu tun:

1. Erneut fragen, welches die *Personen* im Angstnetzwerk sind, mit denen sich die Patientin eine andere als die bisher gelebte Beziehungsgestaltung wünscht, und welches die *Situationen* sind, in der die Patientin diese Personen im Angstnetzwerk trifft.
2. Nur solche Personen und Situationen aufsuchen, die die Patientin selbst wählt.
3. Vor dem Zugehen auf diese Personen und Situationen empfehlen wir die folgenden Schritte:
   a) körperlich das Gefühl des angstfreien Erlebens dieser Situation ausmalen und dieses Gefühl »speichern«; ergänzend eine Körperbewegung vornehmen, die diese Angstfreiheit fördert (z. B. Hüpfen auf dem Trampolin, Joggen oder was immer dem Patienten ein kraftvolles Erleben ermöglicht);
   b) gute körpernahe Erinnerungen an andere angstfreie oder angstüberwindende Situationen, Erlebnisse, Gedanken abspeichern. Beispiele hierfür können sein »ein Ball, auf dem ich durch die Angst reite«, »eine Musik, in der ich mich behaglich fühle«, »ein Satz, der mich stärkt« (Furman 2013);
   c) eine positive Vision dessen imaginieren, wie sich die Patientin hinterher fühlen wird.

Verschiedene Ziele und Formen dieser Annäherung können sein:

Zielkontexte im Therapieraum: Zielkontexte im Therapieraum werden aktiviert durch die (erfolgreiche!) Einladung von wichtigen Bezugspersonen, in deren Gegenwart Unsicherheit/Angst oder eine starke Ambivalenz erlebt wird.

Im direkten Gespräch mit physisch anwesenden Bezugspersonen: Das direkte Gespräch kann zum Beispiel mit der ebenfalls sozial ängstlichen Mutter gesucht werden, mit der es zu Konflikten kommt, wenn die Tochter sich mutig und weniger sozial ängstlich als die Mutter zeigt.

Rollenspiele, die eine Interaktion mit nicht anwesenden Anderen simulieren: Die PatientIn wird beispielsweise aufgefordert, sich spontan in den Mittelpunkt einer Gruppe zu stellen und

- z. B. spontan ein paar kurze Sätze zu sagen, was der Patientin an einer Reise auf die Philippinen im Rahmen einer Spendenaktion ihres Vaters gefallen hat,
- z. B. spontan im Seminar zu einem medizinischen Sachverhalt Stellung zu beziehen, zu dem es wissenschaftlich kontroverse Meinungen gibt.

Folgende zirkuläre Fragen können an dieser Stelle hilfreich sein:

- »Angenommen, Ihr guter Freund wäre mit Ihnen im Seminar, wo würden Sie ihn am liebsten wissen, wenn Sie sich äußern wollen? Ganz nahe bei Ihnen (wie eine Souffleuse, die Ihnen beständig Mut zuspricht) oder eher Ihnen gegenüber, z. B. hinter der Person des Dozenten (als Anker, der es möglich macht, durch den Dozenten hindurchzusprechen)? Was würde Ihr Freund mir raten, wie ich Ihnen helfen könnte? Was würde er mir raten, mit Ihnen zu üben?«
- »Was würde Ihr Freund Ihnen zuflüstern? Was würde er selbst tun, während Sie aufzeigen oder sprechen? Welche Unterstützung bräuchte er von Ihnen?«
- »Und mit Ihrem Freund im Nacken oder vor Ihnen, wie würden Sie dann sagen, was Sie sagen wollen?«

Zielkontexte außerhalb des Therapieraums: Wann immer das Einladen der beteiligten Personen in den Therapieraum nicht möglich erscheint, sollten – mit oder ohne begleitende TherapeutIn, je nach Zutrauen der PatientIn und zeitlichen Möglichkeiten – Zielkontexte außerhalb des

Therapieraums aufgesucht werden, in denen Unsicherheit/Angst oder eine starke Ambivalenz überwunden werden sollen.

Hierbei behilflich können zum Beispiel die Kommilitonen im Medizinstudium sein, denen die sozial ängstliche Patientin tagtäglich in Seminaren und Vorlesungen begegnet. Es kann ebenso die Dame am Telefon der Krankenkasse sein, die der Patientin fremd ist. Wir erproben mit der PatientIn imaginativ in der Therapiestunde, was sie in der jeweiligen Situation und in Interaktion mit anderen tun kann, um sich richtig dämlich oder besonders sozial vertraut (oder zumindest zutraulich) zu erleben. Die Patientin kann hier Dinge, die sie sowieso schon gut kann oder die sie lustvoll neu gelernt hat, im Alltag öfter tun. Zudem können Fehler geplant einbaut werden (Symptomverschreibung).

4.4.9 Sprechchorübung in der Gruppensitzung zur Dekonstruktion angstmachender Gedanken

Die Grundidee des Sprechchors ist es, durch die Beantwortung von Verschlimmerungsfragen (»Was müsste ich zu mir sagen, damit es noch schlimmer wird?«) angstfördernde Glaubenssätze in mehreren Schritten zu externalisieren und innere Distanz zu ihnen zu fördern. Hierfür werden solche Sätze zunächst allein formuliert, dann untereinander ausgetauscht und schließlich rituell von einem Chor vorgesungen. Ein ausgewählter »herunterziehender« Problemtrancesatz wird zunächst meist drei- bis zehnmal vom Chor intoniert. Dem Satzvorsteller kommen dadurch Ideen über Ausnahmen vom Problem ins Bewusstsein (»Ich war in bestimmten Situationen schon mal mutig«). Durch die Wiederholung werden eigene Widerstände (»Was tue ich mir da an mit diesem Satz?«) gegen die partielle Selbstinduzierung des Leidens so stark, dass sich die Stimmung ändert von einer Opfer-Stimmung zu einem »Ich kann selbst etwas tun« (von Schlippe u. Schweitzer 2012, S. 292–293).

Sprechchorarbeit in einem Gruppenkontext findet oft in einem Workshop von 1,5 bis 2 Zeitstunden statt, der vier aufeinanderfolgende Schritte beinhaltet:

Schritt 1: Alle TeilnehmerInnen beantworten sich selbst schriftlich die folgenden fünf Fragen zur eigenen Angst (8–10 Minuten):

1. Was hasse ich an meiner Angst (Unsicherheit, Befürchtungen) am meisten?
2. Wer ist schuld daran?
3. Wie viel / Wie wenig Einfluss habe ich darauf?
4. a) Was könnte ich zu mir sagen, wenn ich meine Angst (Unsicherheit, Befürchtungen) absichtlich noch schlimmer machen wollte?
   b) Was könnte ich dann tun, um meine Angst (Unsicherheit, Befürchtungen) noch schlimmer zu machen?
5. a) Was könnte ich zu mir sagen, um meine Angst (Unsicherheit, Befürchtungen) zu erleichtern?
   b) Was könnte ich tun, um es für mich noch besser werden zu lassen?

Schritt 2: Anschließend tauschen alle TeilnehmerInnen in Vierergruppen ihre Antworten aus, mit Fokus auf Antworten 4 a) und 5 a) (15 Minuten).

Schritt 3: Ein Chor aus den anwesenden PatientInnen und TherapeutInnen spricht oder singt für zwei von vier teilnehmenden PatientInnen ihre/seine Antwort auf Frage 4 a), (2 x 15 = 30 Minuten); dann für die anderen zwei Patienten ihre/seine Antwort auf Frage 5 a) (2 x 10 = 20 Minuten).

Schritt 4: Es findet ein kurzer Austausch in der Gruppe über das Erlebte statt (10 Minuten).

In einem Gruppenworkshop wird es meist nur für zwei, maximal vier Teilnehmende die Gelegenheit geben, »ihre« probleminduzierenden Sätze vom Chor vorgesungen zu bekommen. Häufig bringt es die anderen Teilnehmer aber auf den Gedanken, mit ihren Sätzen ähnlich vorzugehen: sie sich wiederholt laut vorzulesen und auf währenddessen auftauchende »neue innere Sätze« zu lauschen. Zudem kann das Besprechen dieser Sätze in Einzelgesprächen fortgeführt werden.

4.4.10 Immer wieder: systemisch-zirkuläre Beobachtungen und Fragen

Im ganzen Therapieverlauf spielen immer wieder in unterschiedlichen Phasen Beobachtungsaufgaben und Fragen aus dem systemischen Methodenrepertoire eine wichtige Rolle.

Beobachtungsaufgaben: Beobachtungsaufgaben zwischen Sitzungen können helfen, gegebenenfalls sehr kleine positive Veränderungen und deren Folgewirkungen bewusst wahrzunehmen. *»Bitte notieren Sie die kleinsten und unscheinbarsten Situationen, in denen Sie sich ein klein bisschen mehr als bisher getraut haben«, »Wie hat das Ihren weiteren Tagesverlauf beeinflusst? Wie hat Ihr Partner darauf reagiert?«.*

Zudem können Beobachtungsaufgaben dabei helfen, die vorwärtstreibenden und rückwärtshaltenden Stimmen im inneren Chor genauer wahrzunehmen, um sich mit diesen in der nächsten Sitzung intensiver auseinandersetzen zu können.

Skalierungsfragen: Wir stellen der Patientin Skalierungsfragen, die dabei helfen können, auch kleine Unterschiede deutlich wahrzunehmen. Sie können sich auf Einschätzungen, Bedürfnisse und Emotionalitätsintensitäten beziehen und Unterschiede zwischen Patient und Partner, zwischen letzter Woche und dieser Woche oder zwischen Therapiebeginn und Therapieende markieren.

»Auf einer Skala von 0 = gar nicht *bis* 10 = maximal*: Wie stark schätzen Sie heute ... ein?«*

Ausnahmefragen, Wunderfrage, Verschlimmerungsfragen: Wir empfehlen Ausnahmefragen, um zu erkunden, wann ein dominantes Problem »ausnahmsweise« einmal nicht auftrat, und eruieren, inwiefern der Kontext damals anders war. Die »Wunderfrage« möchte herausfinden, woran die Patientin nach einer wundersamen Auflösung oder Linderung der Angst merken kann, dass ein Wunder geschehen ist.

»Über Nacht, während Sie schlafen, löst sich Ihre Angst. Woran merken Sie dies am nächsten Morgen?«

Wir empfehlen, die Wunderfrage sparsam und sorgfältig einzusetzen: nicht zu früh, während die PatientIn noch zu tief im Klagemodus steckt; mit genügend Zeit, damit sie sich, oft langsam und zögernd, auf den Gedanken an ein Wunder überhaupt einlassen kann; nicht inflationär, weil sie dann zu einer »Lösungs-Mechanik« abgewertet wird.

Außerdem bietet es sich an, bei Patienten, die sich in ihrer Hoffnungslosigkeit nur schwer auf lösungsorientierte Fragen einlassen können, stattdessen oder zwischendurch Verschlimmerungsfragen danach zu stellen, wie die Patientin das Problem (die Angst) absichtlich stärker werden lassen könnte, wenn sie nur wollte.

4.5 Abschlussphase: Bilanzierung und Rückfallprophylaxe

4.5.1 Rückschau

Im Therapieabschluss wird der miteinander zurückgelegte Weg rekonstruiert. Wir gratulieren der PatientIn und ihren wichtigen Bezugspersonen zu ihren Fortschritten und Erfolgen. Es soll eine Zukunftsperspektive mit oder ohne Einladungen zu »Ehrenrunden im alten Muster« durchgesprochen und schließlich ein »guter Abschied« inszeniert werden. Hauptthema ist die »Stabilität« der erreichten Veränderungen. Hauptziel ist es, das in der Therapie Gelernte auch für den Umgang mit möglichen und erwartbaren »Neueinladungen« zu künftigen Angstkrisen nutzbar zu machen.

Rückblick auf den Therapieprozess: Zum Therapieabschluss wird auf einer Zeitachse (verbal oder als Zeitlinienarbeit auf dem Fußboden, vgl. v. Schlippe u. Schweitzer 2012, S. 291) zunächst der miteinander zurückgelegte Weg der Therapie von dem ersten Telefonkontakt bis zur Abschlusssitzung rekonstruiert. Dazu werden zeitliche Meilensteine (z. B. Sitzung 1, 10 und 25) auf dem Boden mit Bodenankern (Objekten oder beschriebenen Blättern) markiert. Dann »wandern« Patient und Therapeutin diesen Therapieprozessweg vom Anfang bis zu seinem Ende langsam im Zeitlupentempo und mit vielen Pausen des Innehaltens hindurch. Bei jedem Stehenbleiben erfolgt ein gemeinsames Erinnern: Was geschah in dieser Sitzung oder dieser Woche oder diesem Monat? Mit welchen Gefühlen erfüllt das die Patientin in der Rückschau? Was hat sie daraus für Schlussfolgerungen gezogen?

Patientin und Therapeut können diesen Weg auch in die Zukunft fortsetzen: Was wird im Leben der Patientin in drei, sechs oder zwölf Monaten Wichtiges geschehen, wie wird sie die dann aufkommenden Herausforderungen lösen, wie wird sie sich in bislang angstmachenden Interaktionen verhalten, was wird sie sich dann trauen und was noch nicht?

In unserem Forschungsprojekt wurden nach jeder Stunde Patient und Therapeut nach je einem »bedeutsamen Moment« dieser Sitzung schriftlich befragt. Eine unserer Studientherapeutinnen kopierte alle diese ca. 25 Blätter in der von der Patientin ausgefüllten Form und überreichte sie ihr als Resümee am Therapieende.

Bilanzieren: Hier gilt es gemeinsam zu verdeutlichen, (1) was verändert wurde, auf welche Weise die Patientin dazu beigetragen hat und welche Auswirkungen dies nun hat, (2) was nicht verändert wurde, warum dieser Veränderungsschritt jetzt noch nicht gegangen wurde und (3) wie die Patientin bestmöglich mit dem weiterleben kann, was sie jetzt noch nicht verändern konnte. Ziel ist es, dass die Patientin sich selbst Kredit gibt für die erreichten Veränderungen und ihren bestmöglichen Frieden findet mit dem, was sie derzeit nicht ändern konnte oder wollte.

Hier kann man alte Aufzeichnungen mit den anfangs benannten Veränderungszielen wieder hervorholen und auf Skalen (z. B. von *0 = überhaupt keine Veränderung* bis *10 = alles ganz anders*) den Grad der Zielerreichung erfragen.

Gratulieren: Fortschritte und Erfolge werden möglichst genau hervorgehoben. Dazu wird sowohl dem Patienten als auch eventuell dessen guter Freundin, dessen Partner oder den Eltern gratuliert. Ein personalisiertes »Abschlusszertifikat« kann überreicht werden.

Eine Therapeutin in unserem Forschungsprojekt schenkte einer Patientin Urkunden, eine aus White, Epston u. Balkenhol (1990) bekannte Idee, an die ein »Diamant« angeheftet war; ein männlicher Patient bekam von ihr mit der Urkunde einen »Orden« überreicht. Eine andere Therapeutin sammelte in einer Kiste alle Symbole (Objekte, Zeichnungen), die Patientin und Therapeutin im Therapieverlauf entwickelt hatten, und überreichte sie der Patientin zum Abschluss, die wiederum die Objekte auf dem Boden ausbreitete und mit dem Smartphone nach Art eines Stilllebens fotografierte.

4.5.2 Vorausschau

Bewältigung des neuen Lebens und seiner neu auftretenden Konflikte: Mehr Selbstzutrauen und eine Erweiterung des Bewegungs- und

Handlungsspielraums können neue, unvertraute Konflikte mit sich bringen. Die PatientIn traut sich, mehr Aktivitäten aufzunehmen, und gerät dadurch in zuvor unbekannten Termindruck. Sie geht öfter als früher alleine von zu Hause weg, bei ihrem Partner kommen erstmals Einsamkeits- oder Verlassenheitsgefühle auf. Die PatientIn und ihr Partner werden dann von uns ermuntert, solche »Neukonflikte« wahrzunehmen, anzusprechen und dafür nach frischen Lösungen zu suchen.

Rückfallprophylaxe: Umgang mit Einladungen, sich künftig wieder ängstlich zu fühlen und zu zeigen: Rückfallprophylaxe meint in der systemischen Therapie die gedanklich-imaginative Vorwegnahme künftiger, erwartbarer Rückfälle mit dem Ziel, mögliche Umgangsweisen damit schon einmal durchzuspielen und dabei darauf zu achten, wie sich solche künftigen Ereignisse (»Vorfälle«) in kleinen Details anders anfühlen als frühere Probleminszenierungen (»Rückfälle«) (Simon u. Weber 2004). Zur Rückfallprophylaxe gehört auch die Exploration negativer Konsequenzen künftig ausbleibender Rückfälle: Was wird fehlen, was kann anstrengender oder konfliktreicher werden, wenn andere mich künftig weniger ängstlich erleben? Daran schließt sich oft eine Sammlung guter Gründe für künftige Rückfälle an: Welche Vorteile kann es haben, wenn ich mich wieder ängstlicher zeige, und wann sollte ich das sinnvollerweise tun (obwohl ich es bereits anders machen könnte)?

Abschied in ein »Leben ohne Therapie«: Je nach Passung und Beziehungslage können Patientin und Therapeutin ein für sie passendes Abschiedsritual entwickeln.

In unserem Forschungsprojekt ging eine Therapeutin mit ihrer Patientin für einen kurzen Spaziergang am Neckar entlang, den beide in einem Café ausklingen ließen. Eine Patientin mit anfangs starker Angst vor öffentlichen Kulturveranstaltungen schenkte ihrer Therapeutin am Ende einen Kinogutschein – sie selbst hatte erkannt, dass Kinogänge nicht ihr Ziel, sondern das Ziel ihres Mannes waren, wovon sie sich nun klar distanziert hatte, dafür unterstützte sie aber die Kinoneigung der Therapeutin.

Wiederkommen? Dieses Therapiemanual arbeitet einerseits mit einer klaren Obergrenze an Sitzungen innerhalb einer Therapie. Das gemeinsame Wissen um die zeitliche Begrenzung intensiviert und beschleunigt den Therapieprozess. Andererseits gehen wir in der systemischen Therapie nicht davon aus, dass alle Probleme mit einer Therapie dauerhaft gelöst sein werden. Deshalb wird einerseits ein »klarer Schnitt« gemacht. Insbesondere verlängern wir Therapien nicht, weil noch Stundenkontingente bewilligt sind. Andererseits sind wir aber offen gegenüber einem »Wiederkommen« nach angemessener Frist, deren Länge wir mit dem Patienten aushandeln. Ein solches Wiederkommen zum selben oder zu einem anderen Therapeuten wird von uns weder tabuisiert noch (im Regelfall) problematisiert. Ein Wiederkommen wird auch nicht davon abhängig gemacht, dass es dem Patienten dann »richtig schlecht geht«, sondern es wird möglich, wenn die PatientIn dann ein neues Anliegen mitbringt, für das in der jetzigen Therapie die Zeit noch nicht »reif« war.

5 Zwei Falldokumentationen

Zwei Therapeutinnen beschreiben exemplarisch zwei Therapieverläufe, bei denen sie sich am vorliegenden Manual orientierten. Beide waren Teil der Heidelberger Studie zu Systemischer Therapie und Kognitiver Verhaltenstherapie für Menschen mit sozialen Ängsten (kurz SoPho-CBT/ST) am Institut für Medizinische Psychologie des Universitätsklinikums Heidelberg. Wir haben diese beiden Falldokumentationen aus verschiedenen Gründen ausgewählt. Der erste Fall beschreibt den Therapieverlauf bei einem Mann mit relativ monosymptomatischen sozialen Ängsten. Der zweite Fall berichtet über eine Frau, bei der sich soziale Ängste mit anderen »komorbiden« Auffälligkeiten vermischen. Die beiden sehr unterschiedlichen Beschreibungen zeigen, wie flexibel unser Manual »gedacht« ist und welche unterschiedlichen Schwerpunkte die beiden Therapeutinnen setzten. Während »Der eigene Klon auf der inneren Bühne« angstspezifische Beziehungsmuster auf der individuellen Ebene darstellt (die Veränderung von Beziehungsmustern zu sich selbst), verdeutlicht »Gespannt wie ein Flitzebogen« angstspezifische Beziehungsmuster auf der sozialen Ebene besonders deutlich (Veränderung von Beziehungsmustern zu anderen). Über die Auswahl des zweiten Beispiels haben wir lange verhandelt, denn in der Falldokumentation ist womöglich keine »reine« Behandlung von sozialen Angststörungen berichtet, – es könnten hier auch weitere psychische Störungsdiagnosen vorliegen. Wir finden aber gerade die Behandlung von PatientInnen mit »komorbiden« Störungen, d. h. mit mehreren Diagnosen, für die Praxis relevant und haben diesen Fall daher vorgestellt. Für die Auswahl der beiden Beispiele sprach ferner ganz pragmatisch, dass hier sowohl Therapeutinnen als auch Patientin und Patient der Veröffentlichung an dieser Stelle in anonymisierter Form zugesagt haben.

Beide Fallberichte sind von den jeweiligen Therapeutinnen verfasst worden. Sie schreiben daher im Folgenden, soweit es sie selbst betrifft, in der »Ich-« bzw. »Wir-Form«.

5.1 »Der eigene Klon auf der inneren Bühne«

Aktuelle Anamnese: Jürgen Decker (Name geändert), 44 Jahre, beschreibt seine Ängstlichkeit beim Sprechen vor Menschen, insbesondere vor höher gebildeten, vor Vorgesetzten, in Leistungssituationen und in Menschenmengen, wenn er versehentlich Aufmerksamkeit erregte. Er habe in diesen Situationen die Befürchtung zu versagen, etwas Dummes zu tun, peinlich zu sein. Er versuche ständig, solche Situationen zu umgehen. Er sei bereits im Vorfeld stark gedanklich damit beschäftigt, solche eventuell entstehenden Situationen zu vermeiden. Nach einer erlebten angstbesetzten Situation verurteile er sich stark, fühle sich beschämt, ungenügend und handlungsunfähig. Im Anschluss käme es häufig zu depressiven Verstimmungen. Er glaube, dass seine Angst übertrieben und unvernünftig sei. Seine Ehefrau habe ihm Therapie empfohlen.

Familiärer Rahmen, beruflicher und sozialer Kontext: Herr Decker ist seit 20 Jahren verheiratet. Er hat eine 10-jährige Tochter und einen 13-jährigen Sohn. Seine Ehe und Familie beschreibt er als positiv, vertrauensvoll. Er vermutet, durch seine stärker werdenden Vermeidungsstrategien sein berufliches Vorankommen und seine Ehe zunehmend zu belasten. Auch im Rahmen seines Hobbys (Modellflug) nehme er immer weniger Aktivitäten wahr.

Positive Zieldefinition: Als Speditionskaufmann in leitender Funktion möchte er beruflich aufsteigen, wozu das freie Sprechen vor Gruppen und das Leiten von Teamgesprächen gehört. Für den privaten Bereich wünscht er sich, gemeinsam mit seiner Frau mehr Kontakte zu den Bekannten zu pflegen.

Therapieverlauf: In der ersten Stunde versuchte ich, eine ruhige, offene und lockere Atmosphäre zu schaffen. Dazu würdigte ich das Kommen und den Mut von Herrn Decker, über seine Ängste zu sprechen. Er beschrieb seine Angst als »dunklen Tunnel«. Wir nahmen uns daher Zeit, die Angst kleinschrittig zu betrachten. Dabei zeigte sich die Angst in verschiedenen Qualitäten: Angst vor der Angst, Gedankenkarussell, Lähmung in der Angstsituation, Selbstabwertung nach der Angstsituation. Interessant erschien Herrn Decker, dass er die Angst nicht immer gleich stark erlebte, woraufhin ich ihn einlud, sein soziales Angsterleben genauer zu beobachten, sich zu trauen hinzuschauen, statt wegzuschauen, und so womöglich bedeutsame Unterschiede festzustellen. In einer Zielrahmungsarbeit entwickelte Herr Decker für sich den »Meilenstein«, in circa vier Monaten auf der Arbeit wieder frei und ohne Angst sprechen zu können, so frei, wie er früher in anderen Kontexten schon gesprochen hatte. Aus der Lösungsperspektive heraus ergab sich als erster kleiner Schritt in diese Richtung, mit einer vertrauten Person über seine sozialen Ängste zu sprechen.

Eine Zeitreise in Vergangenheit, Gegenwart und Zukunft ermöglichte es uns, den Werdegang der Angst von Herrn Decker genauer zu verstehen. Es zeigte sich eine stetige Fluktuation der sozialen Ängste, sodass auch Situationen erkennbar wurden, in denen die Angst nur sehr gering vorhanden war. Dabei wurde mir deutlich, wie wichtig die stets erneute Würdigung und Anerkennung der Angst für Herrn Decker war. Jeweils im Anschluss daran konnte er situative Ausnahmen berichten. Die Verschlimmerungsfrage mit Blick auf seine sozialen Ängste beantwortete er mit der Aussage: »Immer alles durchdenken. Es genügt nicht, das Beste zu geben.«

Über die Zeitreise kamen wir zur Herkunftsfamilie, einer großen Familie, die wir in einer Genogrammarbeit aufzeichneten. Dabei zeigte sich die soziale Angst stark mit dem Gefühl assoziiert, »zu versagen, nicht genug zu leisten, korrekt sein zu müssen«. Diese einerseits leistungssteigernden und gleichzeitig gute Leistung verhindernden dysfunktionalen Glaubenssätze wurden mit Blick auf einen außerordentlich hohen familiären Leistungsdruck, vor allem mütterlicherseits, bei gleichzeitig emotional kühlem bis hin zu vernachlässigendem Familienklima und geringer die Selbstwirksamkeit des Kindes stärkenden Bestätigung verständlich. So erkannte Herr Decker zunehmend, dass ihm seine »Ängstlichkeit« und die »Vermeidung sozialer Kontakte« als Schutz vor zu hohen Ansprüchen dienten. Gleichzeitig hemmte ihn seine Angst im gelassenen Umgang auch mit beruflichen Leistungssituationen. Auf die Frage nach dennoch möglicherweise vorhandenen Ressourcen in seiner Herkunftsfamilie berichtete er von Fähigkeiten wie »Kampfgeist«, »Disziplin«, »Ehrgeiz«, »Sparsamkeit« und »Witz«. Diese habe er ebenfalls geerbt. Gemeinsam überlegten wird, welche dieser Fähigkeiten ihn unterstützen könnten, angstbesetzte Situationen zukünftig »möglichst gut zu überstehen«. Herr Decker betonte daraufhin seinen Kampfgeist, Ehrgeiz und Witz.

Im Paargespräch berichtete Frau Decker, dass die sozialen Ängste ihres Ehemannes spontane oder mit Leichtigkeit besetzte Besuche bei Freunden deutlich erschwerten. Auch übernehme sie oft die Initiative, zum Beispiel beim Bezahlen im Restaurant. Im gemeinsamen Gespräch beschrieben Herr und Frau Decker, dass sich die Unterstützungsangebote zwischen dem Paar inzwischen »automatisiert« hatten. Frau Decker beschrieb als persönlichen Nutzen ihres Unterstützungsverhaltens das befriedigende Gefühl, »gebraucht zu werden«, was ihr als ältester Tochter ihrer Herkunftsfamilie gut vertraut war. In der Verabredung, das Maß an »optimaler Unterstützung« auszutesten, kreierten wir verschiedene für beide Ehepartner sozial herausfordernde Situationen, zum Beispiel am Flughafen selbst einchecken oder absichtlich im Restaurant eine Gabel fallen lassen und selbst wieder aufheben. In der Nachbesprechung erzählte Herr Decker, dass er in der Zwischenzeit »mit viel Leichtigkeit« im Restaurant bezahlen könne. Er konnte keinen genauen Grund dafür angeben, es sei wohl »Zufall«. Weitere Experimente wie zum Beispiel zu wenig Trinkgeld geben oder den Reisepass direkt vor dem Check-in-Schalter fallen lassen verliefen ebenfalls erfolgreich. Herr Decker berichtete als für ihn dabei bedeutsam die Erkenntnis, dass er immer die Wahl habe, etwas auszuprobieren oder auch nicht. So konnte er schließlich wieder mehr Freude im selbstfürsorglichen Umgang mit zuvor sozial herausfordernd empfundenen Situationen erleben. Als jedoch erneut soziale Ängste und Zweifel an der eigenen sozial kompetenten Performanz auftraten, widmeten wir uns im Detail dem »Guten und Schlechten« der sozialen Ängste. Als »schlecht« zeigten sich die eingeschränkte Lebensfreude sowie das Fehlen der Fähigkeit, Witze zu machen, im Mittelpunkt zu stehen und ganz allgemein die individuellen Stärken zu leben, weiterhin depressive Phasen sowie Distanz selbst zu nahestehenden Personen wie Freunden. Als »gut« zeigte sich der Schutz vor Blamage und sozialem Versagen. Erneut zeigte sich Herr Decker erstaunt, dass seine Angst auch einen Sinn habe, was ihn darin unterstützte, sich in anstehenden beruflichen Teambesprechungen doch selbstsicherer und sich selbst gegenüber verständnisvoller zu zeigen. In einer Teilearbeit konnte er darüber hinaus die Einladung annehmen, seine innere Bühne zu gestalten. In dieser wurde der innere Leistungsanspruch von Herrn Decker zum »geklonten Herrn Decker« mit dem Namen »Perfektionist«. Schließlich berichtete er von einer beruflichen Präsentation, in die er mit Anspannung hineingegangen sei, in der seine antizipierte Angst jedoch ausgeblieben sei. Es habe kein Gedankenkarussell gegeben, die Präsentation sei zwar verbesserungswürdig, doch diese Bewertung hätte er gut dem »Perfektionisten« zuordnen können. Dieses Erleben erlaubte uns, zukünftige Angstsituationen entlang der Frage »Was wäre denn das Peinlichste, was Sie tun könnten?« ad absurdum zu führen. Wir sammelten schließlich positive Glaubenssätze aus der Teilearbeit wie zum Beispiel »Mit meinem Witz komme ich immer durch!« (Anteil »Schalk«), »Ich schaff' es!« (Anteil »Kampfgeist«) und »Mach dich locker!« (Anteil »Larry Lässig«).

In den anschließenden Sitzungen beschrieb Herr Decker, sich insgesamt gelassener zu fühlen und weniger soziale Ängste zu erleben. Die für ihn wichtige Präsentation konnte er angstfrei halten. Bei der Vorbereitung auf die Gruppensitzung äußerte er zwar Bedenken, vor fremden Menschen über seine Ängste zu sprechen, sah aber auch die Chance, mit anderen Menschen mit ähnlichen Erfahrungen in Kontakt zu kommen. In der Gruppensitzung bestätigten sich seine Annahmen, und er konnte darüber hinaus erkennen, dass es »noch andere Menschen mit sozialen Ängsten gibt, die sympathisch und kompetent sind und im Leben stehen«. Das entlastete ihn erneut. Er bemerkte im Vergleich zu anderen Patienten seine vielfältigen Lösungsstrategien und hatte das Gefühl, in der Gruppe auf soziales Verständnis zu stoßen. Er konnte es als persönlichen Erfolg verbuchen, vor den anderen ohne Scham über seine Situation zu sprechen. Abschließend formulierte er: »Langfristig nehme ich das Wissen mit, zu den normalen Menschen zu gehören!«

Im abschließenden Paargespräch bestätigten beide Ehepartner, dass mehr Lebendigkeit und Leichtigkeit in der Beziehung entstanden waren. Frau Decker äußerte jetzt selbst den Wunsch, in ihren ängstlichen Momenten getröstet zu werden, anstatt immer »die Starke« zu spielen. Sie zeigte sich sehr stolz mit Blick auf die Therapieerfolge ihres Mannes. Gleichzeitig formulierte sie auch, sich immer noch an seine neue Spontanität gewöhnen zu müssen. Herr Decker zeigte sich überrascht und freudig, auch mit Blick auf den Wunsch seiner Frau, Trost zu erfahren. Er berichtete, dass er selbst gar nicht auf die Idee gekommen sei, dass sie das brauche.

In der letzten Einzelsitzung rekonstruierten wir den gemeinsam zurückgelegten Weg im therapeutischen Prozess und sammelten hilfreiche Strategien zur Prävention von »Ehrenrunden im alten Muster der sozialen Ängste«. Herr Decker bilanzierte, dass er seine sozialen Ängste zwar nicht ganz los sei, nun aber Strategien habe, mit diesen umzugehen. Er wisse jetzt, dass es einen Ausgang aus dem Angsttunnel gebe.

Diese Therapie fand an 17 Sitzungen zwischen Anfang 2015 und Mitte 2015 statt.

5.2 »Gespannt wie ein Flitzebogen«

Aktuelle Anamnese: Sabine Schulz (Name geändert), eine 41-jährige Verwaltungsbeamtin mit Führungsverantwortung, kommt motiviert zum Erstgespräch. Ihre Frau habe ihr den Flyer der Studie mitgebracht. Es sei das erste Mal, dass sie auf die Idee gekommen sei, ihre Probleme könnten etwas mit sozialer Angst zu tun haben. Sie sei vor einigen Jahren bereits wegen anderer Probleme in Behandlung gewesen, aber an ihrer Angst habe sie nie gearbeitet.

Besonders angstauslösende Situationen seien heute, wenn sie mit einem Vorgesetzten sprechen, einen Vortrag halten oder vor anderen spontan etwas sagen müsse. Dies falle ihr speziell in Teamsitzungen auf. Aber auch im Zug, im Restaurant oder im Büro mache es sie unsicher, beobachtet zu werden. Sie habe dann einen »Kloß im Hals«, befürchte zu zittern, rot zu werden, einen Fehler zu machen oder sonst irgendwie unangenehm aufzufallen. So gehe sie beispielsweise in ihrer Behörde nur in Räume mit Besucherkontakt, in denen gerade keine anderen Verwaltungsbeamten anwesend seien, lege sich vorher die Worte gut zurecht und spiele die Situation im Kopf durch. Zu Hause sei sie dann abends oft geschafft von ihrer großen Anstrengung, Fehler und peinliches Verhalten zu vermeiden. In der Überforderung sei sie dann gegenüber ihrer Partnerin häufig gereizt und werde schnell laut. Hintergründe und Zusammenhänge zwischen den erlebten sozialen Ängsten, der Unsicherheit am Arbeitsplatz und dem sozial distanzierenden, aggressiven Verhalten nach Feierabend zu Hause wurden ihr erst später im Therapieverlauf deutlich.

Positive Zieldefinition: Frau Schulz wünscht sich, im beruflichen Kontext sicherer und bestimmter auftreten zu können, nicht mehr so fremdbestimmt und zugleich unterkühlt zu sein. Im privaten Kontext will sie wieder glücklicher und fröhlicher werden, spontaner und freier und fähig, auch in schwierigen Situationen nicht »dichtzumachen«, sondern auf ihr nahestehende Personen zuzugehen.

Therapieverlauf: Um in die festgefahrene Situation zu Hause etwas Bewegung zu bringen, schlug ich gleich zu Beginn der Therapie einige paradoxe Interventionen vor, die jedoch keine Veränderung brachten. Daher konzentrierten wir uns darauf, zunächst ein gemeinsames Verständnis für die Hintergründe und Zusammenhänge zwischen den erlebten sozialen Ängsten, der damit verbundenen Unsicherheit vor allem am Arbeitsplatz und dem sozial distanzierenden, aggressiven Verhalten nach Feierabend zu Hause zu erarbeiten.

Zunächst erstellten wir ein Genogramm, in dem deutlich wurde, dass Frau Schulz in ihrer Kindheit und Jugendzeit viel zwischen unterschiedlichen Bezugspersonen »hin- und hergeschoben« worden war und daher wenig Kontinuität und Verlässlichkeit erlebt hatte. Die Idee, dass es vor diesem familiären Hintergrund gut verstehbar ist, in vielen Situationen und somit generalisiert soziale Unsicherheit zu entwickeln, war interessant für Frau Schulz. Besonders spannend erlebten wir beide eine Ausnahme in ihrer Unsicherheit, nämlich dass sie mit ihrer sexuellen Präferenz und dem Outing selbst sehr mutig und selbstverständlich umging.

Als Nächstes entwickelten wir gemeinsam ein kreisförmiges Modell über den Zusammenhang von Aggression und sozialer Angst. Dazu gehörte, dass das kühle und zeitweise aggressive Auftreten im Sinne einer Schutzfunktion beschrieben werden konnte: »Dann merkt niemand, wie unsicher ich eigentlich bin.« Hilfreich war dabei das Bild eines »Flitzebogens«. Das Zusammenreißen, Beherrschen und »Runterschlucken« der sozialen Abwertungsangst mit gleichzeitigen inneren Fremdbestimmtheitsgefühlen bei der Arbeit »spannt« den Bogen;

zu Hause und damit in einem subjektiv weniger gefahrvoll wahrgenommenem Kontext wurden die »Pfeile abgefeuert«, wenn sich die Partnerin schwächer als Frau Schulz zeigte. In einem Paargespräch wurde zum einen deutlich, wie wenig sichtbar sich die eigentliche soziale Unsicherheit von Frau Schulz selbst für die nahen Angehörigen zeigte. Zum anderen konnte niemand im beruflichen Kontext den Unmut von Frau Schulz über ihr »Fremdbestimmtheitserleben« erahnen. Zum Zusammenhang zwischen sozialer Angst in der Öffentlichkeit und Aggressivität im privaten Bereich konnte nebst den anderen Hypothesen auch diese formuliert werden: Die soziale Angst von Frau Schulz geht mit einer innerlich erlebten und eigentlich ärgerlichen sozialen Position der »Unterwürfigkeit« einher. Der Unmut darüber entlädt sich zu Hause, allerdings in einer von ihr am Ende als ungut bewerteten Weise. Das wiederum verstärkt die Angst, sich öffentlich sozial zu positionieren und zu behaupten (das könnte ja dann auch hier »zu aggressiv herauskommen«). Das bedeutet für den Veränderungsprozess: Die Bewältigung der sozialen Angst hilft, das Aufkommen von Wut zu reduzieren, und ein als angemessener erlebter Umgang mit Wut kann die Angst senken und es Frau Schulz ermöglichen, sich sozial mutiger zu positionieren.

Ergänzend zum »Flitzebogen-Modell« thematisierten wir in diesem Kontext auch die Möglichkeit, durch Streit Nähe und Distanz zu regulieren und Kontrolle zu erleben. Frau Schulz erinnerte sich an mehrere Situationen, in denen sie in der Vergangenheit wie bei einer »selbsterfüllenden Prophezeiung« durch ihr Verhalten andere Menschen »absichtlich« vertrieben hatte, um einem Beziehungsabbruch von deren Seite zuvorzukommen. Mithilfe einer Teilearbeit schauten wir uns genauer an, welche Anteile ihres »inneren Teams« dabei eine Rolle spielten. Es zeigten sich sowohl die hohe Sensibilität und Verletzbarkeit als auch die große Stärke von Frau Schulz.

Nach dieser ersten Therapiephase, in welcher der Fokus stark auf den dargelegten Erklärungsmodellen lag, begann Sabine Schulz bereits selbstständig Veränderungen zu initiieren. Sie traute sich immer mehr, mit angstauslösenden Situationen zu experimentieren, und vermochte soziale Interaktionen zum Beispiel mit Vorgesetzten oder Situationen, in denen sie in den Mittelpunkt der Aufmerksamkeit rückte, vermehrt als »Spiel« zu betrachten. So konnte sie schließlich mit ihren Vorgesetzten über berufsbezogene Probleme sprechen und verbessert Personalgespräche mitgestalten. Gleichfalls feuerte sie »weniger Pfeile« in privaten Situationen ab.

Der Wendepunkt der Therapie, ab dem sich eine deutliche Verbesserung sowohl hinsichtlich der Unsicherheit als auch der mit dieser gepaarten Aggressivität einstellte, folgte bald darauf. In der Vorbereitung des nächsten Familienurlaubs berichtete Frau Schulz über mehr Streit im Urlaub als zu Hause. Dies schien zunächst nicht zum oben dargestellten bisherigen Erklärungsmodell zu passen. Der Knackpunkt war, dass der »Flitzebogen« immer dann »gespannt« wurde, wenn sie sich sozial zu bedroht erlebte und nicht wusste, wie sie sich gegenüber Ansprüchen anderer sozial kompetent, also weder zu ängstlich noch zu aggressiv, abgrenzen konnte. Wir besprachen ein »Experiment«, nämlich eine Verschreibung mit vier Bedingungen (Vierfeldertafel), die im Urlaub ausprobiert werden sollte. Dabei wurde die Ehefrau in die Experimente zunächst nicht eingeweiht. Die Bedingungen waren: 1) aggressiv und sozial abwertend reagieren, wenn andere bestimmen, 2) gut gelaunt reagieren, wenn andere bestimmen, 3) aggressiv und sozial abwertend reagieren, wenn sie selbst bestimmt, 4) gut gelaunt reagieren, wenn sie selbst bestimmt. Dadurch wurde Frau Schulz vom Problemopfer zur Problemtäterin und schließlich zur Lösungstäterin.

Nach dem Urlaub berichtete sie begeistert, dass sich etwas Grundlegendes verändert habe. Sie habe es teilweise gar nicht durchgehalten, aggressiv und sozial abwertend zu reagieren, sondern bemerkte in humorvoll distanzierter Haltung sowohl gegenüber sich selbst als auch gegenüber der sozialen Situation, dass sie ihr Verhalten zeitweise wirklich witzig finde. Dies habe auch Bewegung in Situationen gebracht, in denen sie sich tatsächlich sozial unsicher und aggressiv erlebt habe. Gleichfalls seien die partnerschaftlichen Auseinandersetzungen erneut geringer geworden. Ihre Frau sei noch etwas verwundert und abwartend, sie traue der Sache noch nicht. Wir entschieden daher, diese Aufgabe sowohl in ihrem privaten als auch ihrem beruflichen Alltag weiterzuführen. In der nächsten Zeit brachte dies weitere Veränderungen mit sich. So begann Frau Schulz auch in Situationen, in denen sie sich bisher aufgrund ihrer Angst vor sozialer Abwertung nicht getraut hatte, zu ihren eigenen Bedürfnissen zu stehen, diese, sich selbst sicherer fühlend, zu vertreten. Sie hörte zum Beispiel auf, sich zu Treffen mit Freunden zu zwingen, wenn sie sich nicht danach fühlte. Sie konnte im Gegenzug bewusste Entscheidungen treffen, mit wem sie sich wann und wie verabreden wollte und was ihr bei diesen Treffen wichtig war, um sich sicher und wohl zu fühlen. Auch im Beruf erweiterte sie ihren wahrgenommenen Entscheidungsspielraum und meisterte so auch Situationen, die zuvor extreme soziale Angst ausgelöst hatten. Damit einhergehend waren bald die Streitigkeiten zu Hause auf ein so geringes Maß gesunken, dass Frau Schulz sich fast danach sehnte, sich mit ihrer Frau zu »kabbeln«.

Zum Abschluss der Therapie berichtete Frau Schulz, auf viele »Aha-Momente« und persönliche Erfolge zurückblicken zu können. Sowohl im privaten als auch im beruflichen Kontext bewegte sie sich spontaner und (angst)freier. Die Beziehung zu ihrer Frau erlebte sie glücklicher und erfüllter. In einer finalen »Zukunftswanderung« erarbeiteten wir, wie Frau Schulz möglicherweise auftretende Probleme in der Zukunft bereits heute gelöst haben könnte. Sie hatte dazu viele gute Ideen und sah sich auf einem guten Weg dahin.

Diese Therapie fand an 22 Therapiesitzungsterminen zwischen Anfang 2015 und Anfang 2016 statt.

6 Wirksamkeit Systemischer Therapie bei Angststörungen

6.1 Eine Studienübersicht

Die Wirksamkeit systemischer Therapie bei Angststörungen ist vielfach untersucht. Randomisiert-kontrollierte Studien (RCT) bilden dabei den kleineren Anteil in der Wirksamkeitsforschung. Sie waren wichtig im Rahmen der wissenschaftlichen und sozialrechtlichen Anerkennung der Systemischen Therapie (Gemeinsamer Bundesausschuss 2018; Wissenschaftlicher Beirat Psychotherapie 2008). Sie ermöglichen jedoch weniger ein vertiefendes Verständnis der Kontexte, Komplexität und subjektiven Erfahrungswelt von PatientInnen und Bezugspersonen. Umso wichtiger war es uns, in unserer Heidelberger Studie zu sozialen Angststörungen in einem zusätzlichen qualitativen Ansatz auch die in der Psychotherapie bedeutsamen Momente seitens der Patienten und Therapeuten zu erfassen.

Das Institut für Qualität und Wirtschaftlichkeit im Gesundheitswesen (IQWIG) berichtet in seinem Abschlussbericht zur Nutzenbewertung der Systemischen Therapie als Psychotherapieverfahren über vier Studien im Bereich der Angststörungen (Knekt et al. 2008; Li a. Jiang 2010; Rakowska 2011; Yang, Zhu a. Luo 2005). Wir möchten in unserer Übersicht die Studien von Willutzki et al. (2004) und Ataoglu et al. (2003) ergänzen. Über diese Studien hinweg ergeben sich gute Anhaltspunkte für einen Nutzen der Systemischen Therapie im Bereich der Angststörungen (s. Tab. 13).

Knekt et al. (2008) erfassten die Wirksamkeit einer lösungsorientierten Kurzzeittherapie im Vergleich zu einer psychodynamischen Kurz- und Langzeittherapie. Die lösungsorientierte Kurzzeittherapie umfasste 12 Therapiesitzungen im Abstand von circa zwei bis drei Wochen, die psychodynamische Kurzzeittherapie 20 wöchentliche dyadische Therapiesitzungen und die psychodynamische Langzeittherapie zwei bis drei wöchentliche dyadische Therapiesitzungen über einen Zeitraum bis zu drei Jahren. Es zeigte sich eine vergleichbare Wirksamkeit der beiden Kurzzeittherapien über den dreijährigen

AutorInnen	Störungsbild	Systemische Therapie (ST)	**Vergleichsverfahren (VV)**	**PatientInnenanzahl**
Knekt et al. 2008	Angststörungen und depressive Störungen	Lösungsorientierte Kurzzeittherapie	Psychodynamische Psychotherapie (Kurz- und Langzeit)	97 (ST) 101 (VV)
Willutzki et al. 2004	Soziale Angststörungen	Kombiniert-ressourcenorientierte Therapie	Kognitive Verhaltenstherapie	47 (ST) 36 (VV)
Rakowska et al. 2011	Soziale Angststörungen	Strategische Kurzzeittherapie	Minimal unterstützende Therapie (Informationsvermittlung)	30 (ST) 30 (VV)
Li a. Jiang 2010	Zwangsstörungen	Systemische Kurzzeittherapie	Pharmakotherapie	14 (ST) 15 (VV)
Yang, Zhu a. Luo 2005	Zwangsstörungen	Lösungsorientierte Kurzzeittherapie	Pharmakotherapie	30 (ST) 30 (VV)
Ataoglu et al. 2003	Konversionsstörungen	Paradoxe Intervention	Pharmakotherapie	15 (ST) 15 (VV)

Tab. 13: Studienüberblick zur systemischen Therapie bei Angststörungen und angstnahen Störungen

Studienzeitraum mit Blick auf die depressive und Angstsymptomatik. *Willutzki et al. (2004)* untersuchten eine kombiniert-ressourcenorientierte Therapie, d. h. eine kognitive Verhaltenstherapie mit systemisch-ressourcenorientierten Basisinterventionen, im Vergleich zu einer kognitiven Verhaltenstherapie. Die Therapien umfassten bis zu 30 wöchentliche dyadische Therapiesitzungen. Es zeigte sich eine signifikant bessere Symptomreduktion in der kombiniert-ressourcenorientierten Therapie. *Rakowska (2011)* verglich eine strategische Kurzzeittherapie mit minimal unterstützender Therapie im Sinne einer Informationsvermittlung. Die Therapien fanden in wöchentlichen dyadischen Settings statt. Es wurden 10 Therapiesitzungen durchgeführt. Es zeigte sich eine signifikante Verminderung der sozialen Ängste in der strategischen Kurzzeittherapie, v. a. für Patienten mit sozialer Angststörung als einziger Diagnose. Patienten mit einer zusätzlichen selbstunsicher-vermeidenden Persönlichkeitsstörung hingegen profitierten kaum von den Behandlungsangeboten, weder von der strategischen noch von der minimal unterstützenden Therapie. *Li a. Jiang (2010)* untersuchten eine familienbasierte Therapie plus Pharmakotherapie im Vergleich zu nur Pharmakotherapie. Die familienbasierte Therapie fand überwiegend in mehrpersonalen Settings statt. Es wurden 10 Therapiesitzungen durchgeführt. Es zeigte sich eine deutlichere Reduktion der Zwangssymptomatik in der familienbasierten Therapie plus Pharmakotherapie. *Yang et al. (2005)* untersuchten eine lösungsorientierte Kurzzeittherapie plus Pharmakotherapie im Vergleich zu ausschließlich Pharmakotherapie. Da die Publikation auf Chinesisch geschrieben ist und uns noch keine Übersetzung vorliegt, ist nicht einsehbar, wie die Therapien im Detail durchgeführt wurden. Die Ergebnisse zeigten eine deutlichere Reduktion der Zwangssymptomatik in der lösungsorientierten Kurzzeittherapie plus Pharmakotherapie. *Ataoglu et al. (2003)* untersuchten paradoxe Interventionen plus Pharmakotherapie im Vergleich zu ausschließlich Pharmakotherapie. Die Interventionen wurden über einen Zeitraum von drei Wochen in zwei täglichen dyadischen Sitzungen in sensu durchgeführt. Es zeigte sich eine deutlichere Reduktion der Konversionssymptomatik bei der Anwendung paradoxer Interventionen plus Pharmakotherapie.

6.2 Wirksamkeit des Heidelberger Manuals zur sozialen Angst

6.2.1 Studienergebnisse

In Anlehnung an die Studien von Willutzki et al. (2004), Rakowska (2011) und Leichsenring et al. (2009) begannen wir im Jahre 2013 das Heidelberger Forschungsprojekt zu sozialen Angststörungen (Hunger et al. 2019; Hunger et al. 2016b). Unser Ziel war es, Systemische Therapie unter Einbezug wichtiger Bezugspersonen und im Vergleich zur gut etablierten kognitiven Verhaltenstherapie zu untersuchen. Die bisherigen Studien zu Systemischer Therapie bei sozialen Angststörungen hatten sich auf dyadische Therapiesettings festgelegt (Rakowska 2011; Willutzki et al. 2004). Die Studie von Leichsenring et al. (2009)

verglich ausschließlich kognitive Verhaltenstherapie mit psychodynamischer Psychotherapie. Schließlich wurden 18 Patienten in der Gruppe der systemischen Therapie und 20 Patienten in der Gruppe der kognitiven Verhaltenstherapie behandelt. Die Patienten waren durchschnittlich Mitte dreißig, fast zur Hälfte Männer bzw. Frauen, zu circa zwei Dritteln verheiratet und in vierzig Prozent der Fälle Eltern, sehr gebildet mit fast zwei Dritteln Abiturienten bis hin zu Hochschulabsolventen und fast alle berufstätig. Komorbide Störungen zeigten sich in Form anderer Angststörungen, depressiver Störungen und selbstunsicherer Persönlichkeitsstörung. Ungefähr die Hälfte der Patienten war gleichfalls in pharmakotherapeutischer Behandlung, jedoch medikamentös stabil eingestellt. Die Charakteristiken der Patienten in beiden Behandlungsgruppen waren vor Therapiebeginn gut ausbalanciert. Beide Behandlungsgruppen zeigten im Gruppenmittelwert eine generalisierte soziale Angststörung (LSAS-SR über 60 Skalenpunkte) und leichte Depression (BDI zwischen 14 und 19 Skalenpunkten).

Die Wirksamkeit beider Therapieverfahren wurde nach Abschluss der Therapien (maximal 26 Therapiestunden) und in drei Zwischenerhebungen erfasst. Zusätzlich befragten wir wichtige Bezugspersonen vor Therapiebeginn und nach Abschluss der Therapien.

Bei den eingesetzten Messinstrumenten handelt es sich um Selbstbeurteilungsinstrumente, alle Fragebögen mit sehr guten psychometrischen Kennwerten (interne Konsistenz, Reliabilität, Validität).

In den Ergebnissen zeigte sich über den Therapieverlauf hinweg sowohl bei den Patienten in systemischer Therapie als auch in kognitiver Verhaltenstherapie eine signifikante Reduktion fast aller sozial ängstlichen und depressiven Symptomatik sowie der psychischen und körperlichen Beschwerden mit großen bis mittleren Effektstärken. Einzige Ausnahme bildet die lediglich tendenziell signifikante Reduktion der psychischen und körperlichen Beschwerden in der kognitiven Verhaltenstherapie. Eine Verbesserung des interpersonalen und systembezogenen Funktionsniveaus bildete sich in beiden Bedingungen mit großen bis kleinen Effektstärken ab. Bei Betrachtung der Unterschiede zwischen beiden Behandlungsbedingungen zu Therapieende zeigte sich die systemische Therapie der kognitiven Verhaltenstherapie in der Reduktion der sozial ängstlichen, depressiven sowie der psychischen und körperlichen Beschwerden mit großen Effektstärken überlegen. Keine Gruppenunterschiede zeigten sich im interpersonalen und systembezogenen Funktionsniveau. Bei Betrachtung der klinischen Bedeutsamkeit der Reduktion der sozial ängstlichen Symptomatik zu Therapieende (LSAS-SR) zeigte sich circa ein Drittel der Patienten in der systemischen Therapie symptomfrei (»remittiert«), etwas mehr als die Hälfte klinisch bedeutsam gebessert, circa ein Zehntel unverändert und kein Patient verschlechtert. In der kognitiven Verhaltenstherapie zeigten sich circa ein Sechstel symptomfrei (»remittiert«), etwas mehr als die Hälfte klinisch bedeutsam gebessert, circa ein Viertel unverändert und ein Patient berichtete über eine Verschlechterung. Eine ausführliche Darstellung und Diskussion der Ergebnisse findet sich in unserer Hauptpublikation (Hunger et al. 2019).

Mit Blick auf die wichtigen Bezugspersonen zeigt sich eine Abnahme der psychischen und körperlichen sowie psychosozialen Beschwerden im Vergleich von Therapiebeginn zu Therapieende mit mittleren Effektstärken, diese ist in beiden Therapiegruppen ähnlich und voneinander nicht signifikant unterschiedlich (Hunger et al. 2018).

Insofern sind alle Ergebnisse explorativ und mit Vorsicht zu interpretieren. Besonderes Augenmerk gebührt neben der Stichprobengröße der Treue der Therapeuten zum praktizierten Verfahren (»Wie sehr bist du von der Systemischen Therapie versus der kognitiven Verhaltenstherapie begeistert?«) und der Treue zur Studie (»Wie sehr bist du davon begeistert, Teil dieser Studie zu Systemischer Therapie und kognitiver Verhaltenstherapie zu sein?«) (Mooney et al. 2013). Die ausgeprägtere Studientreue der systemischen TherapeutInnen kann gut mit dem innovativen Charakter der Studie im Sinne einer systemtherapeutischen Psychotherapiestudie erklärt werden (Sandmeier 2016). Ebenso kann der Umstand, dass die Patienten in der systemischen Therapie nicht erst auf eine Bewilligung ihrer Psychotherapieanträge seitens der Krankenkassen warten mussten, sondern von Beginn an von einer stabilen psychotherapeutischen Versorgung ausgehen konnten, zu einer Veränderungsmotivation aufseiten der Patienten in der systemischen Therapie geführt haben. Gleichwohl wurden die Verhaltenstherapeuten, die ihre Therapien von den Krankenkassen und die Supervision über Studiengelder vergütet bekamen, deutlich besser bezahlt als die systemischen Therapeuten. Dies hätte zu einer Ausbalancierung der Studientreue im Sinne eines erhöhten Engagements führen können. Andererseits könnte im Sinne der Dissonanztheorie (Festinger 1957) gerade diese Unausgewogenheit in der Finanzierung der Therapien die Studientreue der systemischen Therapeuten noch zusätzlich verstärkt haben. Insofern können zukünftige Analysen weiterer Mediator- und Moderatorvariablen zu einer verbesserten Aufklärung der Wirkmechanismen von Psychotherapien bei sozialen Angststörungen beitragen.

6.2.2 Adhärenz (Manualtreue)

Wie können wir uns sicher sein, dass systemische TherapeutInnen auch tatsächlich »systemisch arbeiten« - also in unserem Falle, dass sie nach unserem Heidelberger Manual gearbeitet haben? Dazu bedarf es zunächst eines möglichst präzisen Konsenses darüber, woran wir systemische Therapie auch aus einer Außenperspektive erkennen können. Mindestens zwei außenstehende BeobachterInnen sollten sich in der großen Mehrzahl ihrer Einschätzungen einig sein.

In der Studie untersuchten wir, wie konsequent systemische Therapie nach diesem Manual und wie kognitive Verhaltenstherapie nach dem Manual von Stangier, Clark und Ehlers (2016) praktiziert wurde. In der Psychotherapieforschung wird dieser Qualitätsnachweis mithilfe von drei Aspekten erbracht: (1) Es gibt ein Manual, in dem das Therapieverfahren beschrieben ist, (2) die StudientherapeutInnen werden supervidiert und (3) die Manualtreue (Adhärenz) wird geprüft. Eine Definition von Adhärenz und deren Erfassung im wissenschaftlichen Kontext findet sich in Kasten 4.

Wir kombinierten Selbsteinschätzungen mit Fremdeinschätzungen. Die systemischen StudientherapeutInnen schätzten sich selbst unmittelbar nach jeder Therapiestunde ein, (1) zu wie viel Prozent sie sich an das Manual gehalten haben (Adhärenz zum Manual) und (2) wie viel Prozent das, was sie getan haben, systemischer Therapie zugeordnet werden kann (Adhärenz zum Verfahren). Hinter der zweiten Frage steckt die Annahme, dass TherapeutInnen auch Dinge tun oder sagen, die sie einer anderen Therapierichtung zurechnen als der, die sie im Projekt gerade vertreten - z. B. als Verhaltenstherapeutin ein Gegenübertragungsgefühl ansprechen oder als Systemikerin ein Problem in Begriffen operanter Verstärkung der Patientin psychoedukativ erklären. Aus organisatorischen Gründen beantworteten die kognitiven VerhaltenstherapeutInnen die entsprechende Frage nach einigen Therapiesitzungen. Darüber hinaus gaben alle TherapeutInnen ihre Selbstauskunft darüber ab, welche systemischen und kognitiv-verhaltenstherapeutischen Interventionen sie im Laufe der Therapie umgesetzt haben und in welchem Setting (Einzel- vs. Mehrpersonensetting) diese stattfanden.

Kasten 4: Was ist Adhärenz (Manualtreue)?

Um zu erfassen, ob oder wie sehr ein Therapeut/eine Therapeutin nach demjenigen schulentheoretischen Konzept handelt, nach dem er oder sie ausgebildet wurde, erfolgen abhängig von der Forschungsfrage Verhaltensbeobachtungen durch geschulte Beobachter (Fremdrating) oder Befragungen der TherapeutInnen selbst (Selbstrating).

Waltz et al. (1993) beschreiben Adhärenz als das Ausmaß, mit dem ein Therapeut/eine Therapeutin die in einem Manual beschriebenen Interventionen und Ansätze anwendet und den Einsatz »unzulässiger« (im Manual nicht vorgesehener) Verfahren vermeidet. »Adhärenz« kommt aus dem Lateinischen, bedeutet »Anhänglichkeit« oder »Treue« und wird im vorliegenden Kontext als »Manualtreue« verstanden.

Für die Umsetzung von Adhärenzratings existiert kein Goldstandard. Wenn Adhärenz bestimmt wird, was aus Kosten- und Zeitgründen oft nicht geschieht, werden in der Regel Transkripte oder Tonaufzeichnungen von Therapiesitzungen und am häufigsten Videoaufzeichnungen mithilfe von Ratingbögen nachträglich von Fremdratern kodiert. Seltener finden sich Selbsteinschätzungen der TherapeutInnen. Daneben bestehen Kombinationen aus Fremd- und Selbsteinschätzungen. Einig sind sich alle, die sich mit dem Nachweis von Adhärenz in der Psychotherapie beschäftigen, dass dieser meist nicht zufriedenstellend erbracht wird.

Für die Fremdeinschätzung der kognitiv-verhaltenstherapeutischen Therapien nutzten wir die gut evaluierte *Cognitive Therapy Adherence Scale for Social Phobia (CTAS-SP)* von v. Consbruch et al. (2008). Da uns bislang kein umfassendes und gleichzeitig ökonomisch umsetzbares Manual zur Einschätzung der Adhärenz in systemischen Therapien bekannt war, entwickelten wir parallel zum Manual eine *systemtherapeutische Adhärenzskala (STAS)* und prüften deren Kriterien anhand unserer Stichprobe (Hilzinger, Schweitzer u. Hunger 2016). Jeweils zwei geschulte Beurteilerinnen schätzten unabhängig voneinander vier 20-minütige Sitzungsausschnitte pro Therapie ein.

Der Vergleich zweier Therapieverfahren im Rahmen einer Studie therapieschulenbezogener Manuale ist nicht unumstritten. Auch wir meinen, dass Therapieerfolge nicht ausschließlich auf ein spezifisches Therapieverfahren zurückgeführt werden können, sondern dass dabei diverse »allgemeine Faktoren« wirken (Lambert 2013). Zudem ist systemische Therapie ähnlich wie Verhaltenstherapie ein breites Konstrukt. Zur Reduktion der Komplexität systemischer Ansätze mussten wir uns für die Adhärenz-Überprüfung für einige ihrer Prämissen und Praktiken entscheiden und andere zunächst außen vor lassen. Tabelle 14 bildet die systemtherapeutische Adhärenzskala ab. Sie umfasst elf Items und kombiniert post-mailändische sowie konstruktivistische Ansätze mit systemisch-humanistischen Konzepten.

Die Therapeutin/der Therapeut setzt das Item um:					
		0 überhaupt nicht	**1** etwas	**2** überwiegend	**3** sehr häufig/ intensiv
1	Ziel-/Veränderungsaktualisierung				
2	Radikale PatientInnenorientierung				
3	Gemeinsame Sprache entwickeln				
4	Ressourcen- und lösungsorientiertes Sprechen				
5	Umdeuten von Symptomen/Diagnosen				
6	Spielen mit Symptomen				
7	PatientIn im Kontext seiner/ihrer Beziehungen				
8	Multiperspektivität und Konstruktivismus				
9	Reflexion über das Therapiesystem				
10	Manualfremde Techniken und Inhalte				
11	Globalrating der Adhärenz				

Tab. 14: Systemtherapeutische Adhärenzskala (STAS)

Exemplarisch stellen wir im Folgenden drei Items detaillierter vor.

Das Item *ressourcen- und lösungsorientiertes Sprechen* dient der Einschätzung, inwiefern der Therapeut/die Therapeutin Ressourcen des Patienten/der Patientin anspricht und auf die von PatientInnen formulierte Lösung seines Anliegens schaut. Sichtbar wird dies, wenn die Therapeutin eines der folgenden Kriterien erfüllt:

a) Sie lässt sich den erwünschten Zustand möglichst genau beschreiben.
b) Sie erfragt Ausnahmen vom unerwünschten Zustand.
c) Sie stellt Lösungen und Ressourcen heraus.

Ankerbeispiele:

- *»Was tun Sie stattdessen?«*
- *»Woran würden Sie merken, dass Sie Ihr Ziel erreicht haben?«*
- *»Wenn die Lösung eingetreten ist, was wäre dann in zwei Jahren?«*
- *»Interessant. Da ist es Ihnen also schon sehr gut gelungen«.*

Das *Umdeuten von Symptomen und Diagnosen* ist dadurch definiert, dass der Therapeut / die Therapeutin das Symptom selbst bereits als Lösungsversuch sieht und Symptome und Diagnosen in diesem Sinne umdeutet. Erfasst wird dieser Aspekt, wenn TherapeutInnen eines der folgenden Kriterien erfüllen:

a) Sie diskutieren Symptome im Kontext von Beziehungsereignissen und Beziehungsmustern.
b) Sie erkunden durch zirkuläres Fragen, welche Bedeutung Symptome in Beziehungen haben, - wie etwa andere Personen auf die sozialen Ängste reagieren, sie lindern oder stärken.
c) Sie besprechen gute Gründe, gute Nebenwirkungen, sozialen Nutzen einer Diagnose oder Symptomatik.
d) Sie besprechen den Preis mit den PatientInnen, der dafür gezahlt wird, dass das Symptom behalten oder aufgegeben wird.
e) Sie erkunden die »wichtige Botschaft der Angst« mit den PatientInnen.

Ankerbeispiele

- *»In welchen Situationen hilft Ihnen die Angst?«*

- *»Wenn Sie dieses Problem lösen würden, würde dann auch irgendetwas komplizierter?«*
- *»Wenn Sie weniger ängstlich sind, auf welche Gedanken könnte dann Ihre Ehefrau möglicherweise kommen?«*

Das *Spielen bzw. Experimentieren mit Symptomen* beschreibt, dass der Therapeut/die Therapeutin Angebote macht, mit den Symptomen zu »spielen« oder zu »experimentieren«. Ziel ist es, die Handlungsmöglichkeiten für die PatientInnen zu vergrößern. Manualtreue liegt vor, wenn TherapeutInnen im Blick auf die Symptome eine der folgenden Arbeitsweisen praktizieren:

a) Sie entwickeln Metaphern, die die Symptome in einem anderen Licht erscheinen lassen.
b) Sie erfragen feine Unterscheidungen zwischen der Symptomstärke in unterschiedlichen sozialen Kontexten, z. B. mit Skalierungsfragen.
c) Sie übertreiben oder polarisieren in der positiven oder negativen Bewertung der Symptome.
d) Sie arbeiten die Bewertung der Symptome aus der Sicht von »inneren Anteilen« heraus.
e) Sie »weichen« Annahmen auf, stellen sie infrage.
f) Sie ermutigen zu ungewöhnlichen Gedanken, wie man die Symptomatik im Sinne vermehrten Krankheitsgewinnes nutzen könnte.
g) Sie empfehlen der Patientin, die Symptomatik manchmal bewusst herbeizuführen (z. B. durch bewusstes Einladen angstmachender Gedanken, um so indirekt die partielle Herbeiführbarkeit der Symptomatik erlebbar zu machen).

Ankerbeispiele

- *»Erschwert oder erleichtert es Ihnen dieser Gedanke?«*
- *»Angenommen, alles würde genau so bleiben, wie es jetzt gerade ist. Was würden Sie dann tun?«*
- *»Ich empfehle Ihnen, Ihrer Angst noch ein bisschen nachzugehen und sich nächste Woche eine Stunde vor den Eingang der Diskothek zu stellen und die anderen Gäste zu begutachten. Vermeiden Sie dabei unter allen Umständen die Versuchung, in die Diskothek hineinzugehen.«*

Das zehnte und das elfte Item entsprechen den beiden letzten Items der CTAS-SP (von Consbruch, Heinrich u. Engelhardt 2008), die wir analog übernommen haben. Mit der allgemeinen Einschätzung *manualfremder Techniken und Inhalte* evaluieren die Beurteiler, inwieweit sich TherapeutInnen insgesamt an den Techniken und Inhalten des Manuals orientieren. Der Therapeut ist hier umso weniger manualtreu, desto mehr »fremde«, d. h. nicht im Manual beschriebene Inhalte und Techniken er anwendet. Mit dem *Globalrating der Adhärenz* soll eine Einschätzung darüber getroffen werden, wie TherapeutInnen im entsprechenden Zeitfenster insgesamt als manualtreue systemische TherapeutInnen eingeschätzt werden.

In Tab. 15 ist stichpunktartig aufgelistet, wozu unsere systemtherapeutische Adhärenzskala verwendet werden kann.

Die STAS kann sowohl in der Forschung als auch in der Praxis verwendet werden:
Mit der STAS liegt eine Skala vor, mit deren Hilfe systemtherapeutische Interventionen in Wirksamkeitsstudien beurteilt werden können (Psychotherapieforschung). Sie kann auch in naturalistischen Studien verwendet werden, wenn es darum geht zu erfahren, was TherapeutInnen im Arbeitsalltag von dem, was sie in ihrer Ausbildung gelernt haben, umsetzen oder wie sie verschiedene Verfahren integrieren (Forschung zum Theorie-Praxis-Transfer). Die Skala kann im Kontext der Ausbildung, Supervision oder Selbstreflexion (angehender) systemischer Therapeuten Einsatz finden, wenn es um die nachträgliche Reflexion der eigenen Praxis geht. Hier kann es besonders gewinnbringend sein, sich darüber auszutauschen, weshalb eine Therapeutin in der spezifischen Situation explizit nicht nach den Items der Skala gehandelt hat und möglicherweise nicht »adhärent«, dafür aber umso »kompetenter« eingeschätzt wird (Lehr-/Lernkontext).

Tab. 15: Wozu kann eine Adhärenzskala verwendet werden?

Adhärenz der systemischen TherapeutInnen zum Heidelberger Manual der systemischen Therapie sozialer Ängste

Die globale Adhärenz (Item 11) der systemischen StudientherapeutInnen wurde auf unserer vierstufigen Adhärenzskala (STAS), deren Skalenwerte von *0 = überhaupt nicht manualtreu* bis *3 = sehr manualtreu* reichen, als überwiegend bis sehr manualtreu eingeschätzt, mit einem hohen Mittelwert von 2,51 und einer Standardabweichung von 0.66. Wir führten auch eine Art »Gegenprobe« durch, indem wir das therapeutische Verhalten der systemischen Therapeuten in denselben Videoausschnitten auf einer verhaltenstherapeutischen Adhärenzskala

(CTAS-SP) mit derselben Skalierung einschätzten. Erwartungsgemäß zeigten sich die systemischen StudientherapeutInnen auf dieser Skala als gar nicht dem Verhaltenstherapie-Manual treu, mit einem Mittelwert von 0.06 und einer Standardabweichung von 0.24. Diese Zahlen belegen, dass sich bei der Behandlung von sozialen Ängsten ein systemtherapeutisches von einem verhaltenstherapeutischen Vorgehen sehr gut aus einer Außenperspektive unterscheiden lässt.

6.2.3 Bedeutsame Therapiemomente

Der Schwerpunkt bisheriger Psychotherapieforschung liegt auf der Untersuchung von Ergebnissen (Outcome-Forschung). Mit diesen Ergebnissen können Aussagen darüber getroffen werden, ob sich Psychotherapien unter bestimmten Bedingungen als wirksam zeigen. Im Vergleich dazu ist wenig über Psychotherapieprozesse bekannt, was bedeutet, dass wir wenig darüber wissen, *wie* Therapien wirken. Um besser zu verstehen, was genau PatientInnen als hilfreich erleben und wie therapeutisches Handeln verbessert werden könnte, wird die eingehende Untersuchung von Psychotherapieprozessen (Prozessforschung) gefordert (Fornaro 2014, 2016; Kazdin 2009; Lambert 2013; Pachankis a. Goldfried 2007).

In einem gemeinsamen Forschungsprojekt mit Martina Fischersworring (University of Chile, Santiago, Chile) und Mariane Krause (Pontifical Catholic University of Chile, Santiago, Chile) untersuchten wir die Fragestellung: »Welche bedeutsamen Momente waren für PatientInnen und ihre TherapeutInnen im Nachhinein wichtig in der Therapie?« Dabei verstehen wir bedeutsame Momente in Anlehnung an Fornaro (2014):

> »Sie sind nichts, das per se existiert, sondern stellen von unterschiedlichen Beobachtern gewählte Zeitpunkte im Therapieprozess dar, die aus Sicht der Therapiepraxis als phänomenologische Einheit therapeutischen Geschehens gelten können, aus Sicht der Forschung wertvolle Zugangspunkte für die umfassende Erforschung von Therapieprozessen anbieten.«

Im Rahmen einer qualitativen Interviewstudie befragten wir fünf Tandems (PatientIn und TherapeutIn) nach ihrer Teilnahme an der Heidelberger Studie zu sozialen Angststörungen. Wir fragten beide: »Wenn

Sie an Ihre gesamte Therapie denken, die ein paar Monate zurückliegt, gibt es da Momente, die Ihnen bedeutsam erscheinen?« Die PatientInnen und ihre TherapeutInnen nannten dann solche bedeutsamen Momente. Wir haben diese anschließend strukturiert, d. h. sie selbst geordnet, ohne zuvor dafür vorgefertigte Kategorien gehabt zu haben.

Wir fanden bei einer kleinen Stichprobe von insgesamt fünf PatientInnen und 5 TherapeutInnen Hinweise darauf, dass PatientInnen dann etwas für sie Bedeutsames erfahren konnten, wenn Therapeuten ressourcenorientiert interveniert haben und wenn sich PatientInnen in der dreistündigen Gruppentherapiesitzung begegnet sind. Eine Patientin erlebte es als besonders entlastend, sich in einer Diagnose wiederzufinden, nachdem sie auf der Studienhomepage einen Selbst-Test gemacht hatte, sowie mit der Therapeutin innere Erlebensmuster erarbeitet zu haben und dadurch handlungsfähiger geworden zu sein. Drei Originalzitate verdeutlichen die beiden mehrfach genannten Kategorien.

Ankerbeispiel »Ressourcenorientierung«:
»Ja, wir haben einmal [...] so eine Art Männlein gemacht, wo so das alles aufgeführt wurde, was ich alles Positives erreicht habe in meinem Leben. So eine Art Sockel, auf dem ich stehe, und dass ich mir das halt auch immer wieder vor Augen führen muss und soll, auch dann, wenn ich an mir selber jetzt zweifle, wenn Situationen sind, wo ich denke: »Boah, das kann ich nicht oder das schaff ich nicht«, dass ich mich daran eben erinnere [...] sozusagen. Sie [die Therapeutin] hat mir auch so ein Männlein zum Abschluss dann gegeben. Das habe ich mir auf den Schreibtisch gestellt, das mich dann auch so ein Stück weit erinnern soll und erinnert.«

Ankerbeispiele »Begegnung in der Gruppentherapiesitzung«:
»Da hat es bei mir so ein kleines bisschen klick gemacht, weil ich so gemerkt habe, dass es auf jeden Fall öfter vorkommt [...], also dass es anderen Leuten auch so geht [...], die aber irgendwie so alle dieselben irrationalen Gedanken haben, sodass andere Leute einen verurteilen könnten für irgendetwas so voll Blödes eigentlich und dass es auch nicht darauf ankommt, aus welchem sozialen Umfeld man kommt oder in welchem Alter man ist, sondern dass es im Prinzip jeden treffen kann. [...] also, es gab auch viele, die irgendwie schon so gewirkt haben, als wür-

den sie schon ein bisschen besser damit klarkommen, [...] es war auf jeden Fall so ein Ding, bei dem ich gedacht habe: ›Also, die können jetzt nicht alle falschliegen, sondern dann hilft es ja anscheinend etwas.‹«

(Patientin, 21 Jahre)

»Was ich noch sehr eindrücklich fand, war dieses Treffen mit den anderen [...] Das fand ich sehr, sehr spannend. Zu sehen, dass ich nun wirklich, Gott, eine ganz harmlose soziale Phobie habe im Gegensatz zu anderen, und das ist etwas, also ich finde das total gut, so etwas sollte man wirklich regelmäßig machen. Ich bin kein Fan von irgendwelchen, so Gruppen, also die Leute haben die gleiche Problematik und treffen sich da immer, [...]. Und diese Interaktion untereinander, das war total super.«

(Patientin, 41 Jahre)

Literatur

Aderka, I. M., A. Nickerson, H. J. Bøe et al. (2012): Sudden gains during psychological treatments of anxiety and depression: A meta-analysis. *Journal of Consulting and Clinical Psychology* 80 (1): 93–101.

Alden, L. E., M. J. Regambal a. L. Plasencia (2014): Relational processes in social anxiety disorder. In: J. W. Weeks (Ed.): The Wiley Blackwell handbook of social anxiety disorder. Chichester (Wiley), pp. 159–178.

Anderson, H. a. H. A. Goolishian (1988): Human systems as linguistic systems: Preliminary and evolving ideas about the implications for clinical theory. *Family Process* 27 (4): 371–393.

Ataoglu, A., A. Ozcetin, C. Icmeli et al. (2003): Paradoxical therapy in conversion reaction. *Journal of Korean Medical Science* 18 (4): 581–584.

Bateson, G. (1983): Ökologie des Geistes. Anthropologische, psychologische, biologische und epistemologische Perspektiven. Frankfurt/M. (Suhrkamp).

Bech, P. a. J. Angst (1996): Quality of life in anxiety and social phobia. *International Clinical Psychopharmacology* 11 (Suppl. 3): 97–100.

Beck, A. T., G. Emery a. R. Greenberg (1985): Anxiety disorders and phobias: A cognitive approach. New York (Basic).

Becker-Carus, C. u. M. Wendt (2017): Allgemeine Psychologie: Eine Einführung. Berlin, Heidelberg (Springer).

Biederman, J., D. R. Hirshfeld-Becker, J. F. Rosenbaum et al. (2001): Further evidence of association between behavioral inhibition and social anxiety in children. *American Journal of Psychiatry* 158 (10): 1673–1679.

Bradley, M. M. a. P. J. Lang (2007): Emotion and motivation. In: J. T. Cacioppo, L. G. Tassinary, G. G. Berntson et al. (Eds.): *Handbook of psychophysiology* (Vol. 3). New York (Cambridge University), pp. 581–607.

Buehler, C. a. B. B. Weymouth (2013): Family influences of childrens' social anxiety during early adolescence. In: E. Kalyva a. E. Kalyva (Eds.): Social anxiety: Perceptions, emotional and triggering symptoms and treatment. Hauppauge, New York (Nova Biomedical Books), pp. 49–70.

Bundesinstitut für Arzneimittel und Medizinprodukte: ICD-11. Internationale statistische Klassifikation der Krankheiten und verwandter Gesundheitsprobleme, 11. Revision. Verfügbar unter: https://www.bfarm.de/DE/Kodiersysteme/Klassifikationen/ICD/ICD-11/_node.html [29.01.2023].

Byng-Hall, J. (1980): Symptom bearer as marital distance regulator: Clinical implications. *Family Process* 19 (4): 355–365.

Cameron, J. J., D. A. Stinson, R. Gaetz et al. (2010): Acceptance is in the eye of the beholder: Self-esteem and motivated perceptions of acceptance from the opposite sex. *Journal of Personality and Social Psychology* 99 (3): 513–529.

Ciompi, L. (1997): Die emotionalen Grundlagen des Denkens. Entwurf einer fraktalen Affektlogik. Göttingen (Vandenhoeck & Rupprecht).

Clark, D. M. a. A. Wells (1995): A cognitive model of social phobia. *Social phobia: Diagnosis, assessment, and treatment* 41 (68): 00022–00023.

Cocks, K. a. D. J. Torgerson (2013): Sample size calculations for pilot randomized trials: a confidence interval approach. *Journal of Clinical Epidemiology* 66 (2): 197–201.

Cohen, J. (1992): A power primer. Psychological Bulletin 112 (1): 155–159.

Consbruch, K. v., K. Heinrich, K. Engelhardt et al. (2008): Psychometrische Eigenschaften der Cognitive Therapy Competence Scale for Social Phobia (CTCS-SP) und der Cognitive Therapy Adherence Scale for Social Phobia (CTAS-SP). In: E. Leibing, S. Salzer u. F. Leichsenring (Hrsg.): SOPHONET Forschungsverbund zur Psychotherapie der Sozialen Phobie. Göttingen (Cuvillier), S. 14–21.

Cramer, V., S. Torgersen a. E. Kringlen (2005): Quality of life and anxiety disorders: a population study. *Journal of Nervous and Mental Disease* 193 (3): 196–202.

Dahl, C. A. F. a. A. A. Dahl (2010): Lifestyle and social network in individuals with high level of social phobia/anxiety symptoms: A community-based study. *Social Psychiatry and Psychiatric Epidemiology* 45 (3): 309–317.

Darbonne, A., B. N. Uchino a. A. D. Ong (2013): What mediates links between age and well-being? A test of social support and interpersonal conflict as potential interpersonal pathways. *Journal of Happiness Studies* 14 (3): 951–963.

Derogratis, L. R. (2017): Symptom checklist-90-revised, brief symptom inventory, and BSI-18. In: M. E. Maruish (Ed.): Handbook of psychological assessment in primary care settings. London (Routledge), pp. 599-629.

De Shazer, S. (2009): Das Spiel mit Unterschieden: Wie therapeutische Lösungen lösen. Heidelberg (Carl-Auer).

De Shazer, S. (2010): Worte waren ursprünglich Zauber: Von der Problemsprache zur Lösungssprache. Heidelberg (Carl-Auer).

Dilling, H., W. Mombour u. M. Schmidt (2013): ICD-10 Kapitel V (F) Klinisch-diagnostische Leitlinien. Bern (Huber), 9. Aufl.

Eder, L. (2003): Der systemische Ansatz in der Therapie sozialer Ängste. PiD-Psychotherapie im Dialog 4 (01): 17–24.

Eher, R., G. Binter u. M. Scholze (1997): Ein systemisch-dynamisches Bedingungsmodell der Panikstörung/Agoraphobie. Zeitschrift für systemische Therapie 15 (4): 242-252.

Falkai, P., H. U. Wittchen, M. Döpfner et al. (2014): Diagnostisches und Statistisches Manual Psychischer Störungen DSM-5®. Göttingen (Hogrefe).

Festinger, L. (1957): A theory of cognitive dissonance. Stanford (Stanford University Press).

Fornaro, P. (2014): »Bedeutsame Momente« in der systemischen Paartherapie. Mikroanalytische Prozessforschung im Spannungsfeld zwischen quantitativen und qualitativen Methoden. Ludwig-Maximilians-Universität München (Inaugural-Dissertation zur Erlangung des Doktorgrades der Philosophie).

Fornaro, P. (2016): »Bedeutsame Momente in der Therapie« – Mikroprozessforschung im Spannungsfeld zwischen quantitativen und qualitativen Methoden am Beispiel der Systemischen Paartherapie. *Systeme* 30 (2): 132–162.

Furman, B. (2013): Ich schaffs!: Spielerisch und praktisch Lösungen mit Kindern finden – Das 15-Schritte-Programm für Eltern, Erzieher und Therapeuten. Heidelberg (Carl-Auer).

Gaynor, S. T., V. R. Weersing, D. J. Kolko et al. (2003): The prevalence and impact of large sudden improvements during adolescent therapy for depression: A comparison across cognitive-behavioral, family, and supportive therapy. *Journal of Consulting and Clinical Psychology* 71 (2): 386–393.

Geisheim, C., K. Hahlweg, W. Fiegenbaum et al. (2002): Das Brief Symptom Inventory (BSI) als Instrument zur Qualitätssicherung in der Psychotherapie. *Diagnostica* 48: 28–36.

Gemeinsamer Bundesausschuss (2018): Nutzen und medizinische Notwendigkeit der systemischen Therapie anerkannt. Verfügbar unter: https://www.g-ba.de/presse/pressemitteilungen/775/ [03.07.2019].

Goldberg, D. P. a. K. Bridges (1988): Somatic presentations of psychiatric illness in primary care setting. *Journal of Psychosomatic Research* 32: 147–144.

Handke, L. u. H.-J. Görges (2012): Handbuch Traumakompetenz. Basiswissen für Therapie, Beratung und Pädagogik. Paderborn (Junfermann).

Hautzinger, M., F. Keller u. C. Kühner (2006): Beck Depression Inventar II (BDI 2). Frankfurt/M. (Harcourt Test Services).

Heinrichs, N. (2003): Does a partner matter? (Paper presented at the European Congress of Behavioural and Cognitive Therapy, Prague, Czechoslovakia, 1. September 2003).

Heinrichs, N., U. Stangier, A. L. Gerlach et al. (2010): Evidenzbasierte Leitlinie zur Psychotherapie der Sozialen Angststörung. Göttingen (Hogrefe).

Hilzinger, R., J. Schweitzer u. C. Hunger (2016): Wie prüfe ich, ob es systemisch war? Ein Überblick über systemische Adhärenzskalen und deren Verwendung in der Forschung. *Familiendynamik* 43 (03): 334–342.

Holt-Lunstad, J., T. B. Smith a. J. B. Layton (2010): Social relationships and mortality risk: A meta-analytic review. *PLoS Medicine* 7 (7): e1000316.

House, J. S., K. R. Landis a. D. Umberson (2003): Social relationships and health. In: P. Salovey a. A. J. Rothman (Eds.): Key readings in the social psychology of health. Philadelphia (Psychology Press), pp. 218–226.

Hunger, C. u. L. Link (2011): Theoretische Fundierung der Facetten Zugehörigkeit, Autonomie, Einklang und Zuversicht (unveröffentlichtes Manuskript, Universitätsklinikum Heidelberg).

Hunger, C. a. J. Schweitzer (2014): EXIS – Experience In Social Systems. In: C. Kemper, M. Zenger u. E. Brähler (Hrsg.): Psychologische und sozialwissenschaftliche Kurzskalen: Standardisierte Erhebungsinstrumente für Wissenschaft und Praxis. Berlin (Medizinisch-Wissenschaftliche Verlagsgesellschaft).

Hunger, C., R. Hilzinger u. J. Schweitzer (2016a): Wenn einer keine Angst hat, hat er keine Phantasie. Soziale Ängste, soziale Angststörungen und systemtherapeutische Behandlungsmöglichkeiten. *Familiendynamik* 41: 100–113.

Hunger, C., R. Hilzinger, T. Koch et al. (2016b): Comparing systemic therapy and cognitive behavioral therapy for social anxiety disorders: Study protocol for a randomized controlled pilot trial. *Trials* 17 (171).

Hunger, C., L. Krause, R. Hilzinger et al. (2016c): When significant others suffer: German validation of the Burden Assessment Scale (BAS): PLoS ONE 11 (10): e0163101.

Hunger, C., A. Bornhauser, L. Link et al. (2017): The experience in personal social systems questionnaire (EXIS.pers): Development and psychometric properties. *Family Process* 56 (1): 154–170.

Hunger, C., R. Hilzinger, N. L. Bergmann et al. (2018): Bezugspersonenbelastung erwachsener Patienten mit sozialer Angststörung. *Psychotherapeut* 63 (3): 204–212.

Hunger, C., J. Geigges u. J. Schweitzer (2019): Soziale Netzwerkdiagnostik (SozNet-D): Die Erfassung und praktische Arbeit mit strukturellen und funktionalen Aspekten sozialer Beziehungen. In: A. Eickhorst u. A. Röhrbein (Hrsg.): Systemische Methoden in der Familienberatung und -therapie: Was passt in unterschiedlichen Lebensphasen und Kontexten? Göttingen (Vandenhoeck & Ruprecht), S. 269–280.

Hunger, C., R. Hilzinger, L. Klewinghaus, et al. (2019): Comparing cognitive behavioral therapy and systemic therapy for social anxiety disorder: randomized controlled pilot trial (SOPHO-CBT/ST). *Family Process* (im Druck).

Hüther, G. (2008): Wozu Angst? Neurobiologische Hintergründe und Auswirkungen psychoemotionaler Belastungen. *Familiendynamik* 33 (1): 6–15.

Iwase, M., K. Nakao, J. Takaishi et al. (2000): An empirical classification of social anxiety: performance, interpersonal and offensive. *Psychiatry and clinical neurosciences* 54 (1): 67–75.

Kahn, R. L. u. T. C. Antonucci (1980): Convoys over the life course: Attachment, roles, and social support. *Life-span development and behavior* 3: 253–286.

Kannicht, A. (2012): Problem-Lösungs-Zirkel. In: J. V. Wirth u. H. Kleve (Hrsg.): Lexikon des systemischen Arbeitens. Grundbegriffe der systemischen Praxis, Methodik und Theorie. Heidelberg (Carl-Auer), S. 315-317.

Kazdin, A. E. (2009): Understanding how and why psychotherapy leads to change. *Psychotherapy Research* 19: 418–428.

Keller, M. B. (2003): The lifelong course of social anxiety disorder: A clinical perspective. *Acta Psychiatrica Scandinavica* 108 (Suppl. 417): 85–94.

Kindl-Beilfuss, C. (2008): Fragen können wie Küsse schmecken. Heidelberg (Carl-Auer).

Klein, R. u. A. Kannicht (2011): Einführung in die Praxis der systemischen Therapie und Beratung. Heidelberg (Carl-Auer).

Knekt, P., O. Lindfors, T. Härkänen et al. (2008): Randomized trial on the effectiveness of long- and short-term psychodynamic psychotherapy and solution-focused therapy on psychiatric symptoms during a 3-year follow-up. *Psychological Medicine* 38 (5): 689–703.

Krämer, M., W. L. Seefeldt, N. Heinrichs et al. (2012): Subjective, autonomic, and endocrine reactivity during social stress in children with social phobia. *Journal of Abnormal Child Psychology* 40 (1): 95–104.

Kreische, R. (2004): Die phobische Kollusion. Eine paartherapeutische Kasuistik. *Familiendynamik* 29: 4–21.

Kühner, C., C. Bürger, F. Keller et al. (2007): Reliabilität und Validität des revidierten Beck-Depressionsinventars (BDI-II). *Der Nervenarzt* 78 (6): 651–656.

Lambert, M. J. (Ed.) (2013): Bergin and Garfield's handbook of psychotherapy and behavior change. Oxford (Wiley), 6th ed.

Leary, T. (1957): Interpersonal diagnosis of personality; a functional theory and methodology for personality evaluation. Oxford (Ronald).

Leichsenring, F., M. Beutel, S. Salzer et al. (2015): Soziale Phobie: Psychodynamische Therapie. Göttingen (Hogrefe).

Leichsenring, F., J. Hoyer, M. Beutel et al. (2009): The social phobia psychotherapy research network. The first multicenter randomized controlled trial of psychotherapy for social phobia: rationale, methods and patient characteristics. *Psychotherapy and Psychosomatics* 78 (1): 35–41.

Leichsenring, F., S. Salzer, M. E. Beutel et al. (2014): Long-term outcome of psychodynamic therapy and cognitive-behavioral therapy in social anxiety disorder. *American Journal of Psychiatry* 171 (10): 1074–1082.

Levold, T. u. M. Wirsching (Hrsg.) (2014): Systemische Therapie und Beratung – das große Lehrbuch. Heidelberg (Carl-Auer), 3. Aufl. 2020.

Li, S. L. S. a. D. Jiang (2010): Systemic treatment combined with paroxetinum in the treatment of obsessive-compulsive disorder: Curative efficacy (in Chinese): *china modern doctor* 48: 27–28.

Lieb, H. (2009a): Krise – Herausforderung und Chance. Teil 1: Krisenbewältigung als schöpferischer Prozess. Systhema 1: 25–39.

Lieb, H. (2009b): So hab ich das noch nie gesehen. Systemische Therapie und Verhaltenstherapie. Heidelberg (Carl-Auer).

Lieb, H. (2014): Störungsspezifische Systemtherapie. Konzepte und Behandlung. Heidelberg (Carl-Auer).

Lieb, H. u. B. Brink (2009): Krise – Herausforderung und Chance. Teil 2: Krisenbewältigungstypen: Merkmale und Therapie. *Systhema* 2: 151–165.

Liebowitz, M. R. (1987): Social phobia. In: T. A. Ban, P. Pichot a. W. Poldinger (Eds.): Modern Problems of Pharmacopsychiatry. New York (Karger), pp. 141–173.

Luborsky, L. (1999): Einführung in die analytische Psychotherapie: ein Lehrbuch. Göttingen (Vandenhoeck & Ruprecht).

Luhmann, N. (1984): Soziale Systeme. Frankfurt/M. (Suhrkamp).

Luhmann, N. (2017): Einführung in die Systemtheorie. Heidelberg (Carl-Auer), 7. Aufl.

Magee, W. J., W. W. Eaton, H.-U. Wittchen et al. (1996): Agoraphobia, simple phobia, and social phobia in the National Comorbidity Survey. *Archives of General Psychiatry* 53 (2): 159–168.

Maturana, H. R. u. F. J. Varela (1985): Der Baum der Erkenntnis. München (Scherz).

McLeod, J. D. (1994): Anxiety disorders and marital quality. *Journal of Abnormal Psychology* 103 (4): 767–776.

Mooney, T. K., M. B. Connolly Gibbons, R. Gallop et al. (2013): Psychotherapy credibility ratings: Patient predictors of credibility and the relation of credibility to therapy outcome. *Psychotherapy Research* 24 (5): 565–577.

Nardone, G. (2003): Systemische Kurztherapie bei Ess-Störungen: Einführung und Fallstudien. Bern (Huber).

Nardone, G. (2007): Pirouetten im Supermarkt: Strategische Interventionen für Therapie und Selbsthilfe. Heidelberg (Carl-Auer).

Pachankis, J. E. a. M. R. Goldfried (2007): On the next generation of process research. *Clinical Psychology Review* 27 (6): 760–768.

Pote, H., P. Stratton, D. Cottrell et al. (2000): The Leeds Systemic Family Therapy Manual. Leeds (LFTRC).

Priest, J. B. (2009): Anxiety disorders and the quality of relationships with friends, relatives, and romantic partners. *Journal of Clinical Psychology* 68 (1): 78–88.

Prior, M. (2005): MiniMax-Interventionen. 15 minimale Interventionen mit maximaler Wirkung. Heidelberg (Carl-Auer).

Prior, M. (2010): Therapie und Beratung optimal vorbereiten. Informationen und Interventionen vor dem ersten Gespräch. Heidelberg (Carl-Auer).

Rakowska, J. M. (2011): Brief strategic therapy in patients with social phobia with or without personality disorder. *Psychotherapy Research* 21 (4): 462–471.

Reich, G., A. Massing u. M. Cierpka (2007): Praxis der psychoanalytischen Paar- und Familientherapie. Stuttgart (Kohlhammer).

Reinecker, H. (1999): Lehrbuch der Verhaltenstherapie. Tübingen (DGVT).

Retzlaff, R. (2008): Spiel-Räume. Lehrbuch der systemischen Therapie mit Kindern und Jugendlichen. Stuttgart (Klett-Cotta).

Rotthaus, W. (2015): Ängste von Kindern und Jugendlichen. Heidelberg (Carl-Auer).

Ruf, G. D. (2012): Systemische Psychiatrie. Ein ressourcen-orientiertes Lehrbuch. Stuttgart (Klett-Cotta).

Russell, J. J., D. S. Moskowitz, D. C. Zuroff et al. (2011): Anxiety, emotional security and the interpersonal behavior of individuals with social anxiety disorder. *Psychological Medicine* 41 (3): 545–554.

Rytwinski, N. K., D. M. Fresco, R. G. Heimberg et al. (2009): Screening for social anxiety disorder with the self-report version of the Liebowitz Social Anxiety Scale. *Depression and Anxiety* 26 (1): 34–38.

Sandmeier, A. (2016): Therapeutic alliance, allegiance, and adherence in the SoPho-CBT/ST pilot RCT: What works and why when comparing cognitive behavioral therapy and systemic therapy for social anxiety disorder. Department of psychology and institute for medical psychology at the Heidelberg University Hospital, Heidelberg University (Master thesis).

Schlippe, A. v. u. J. Schweitzer (2012): Lehrbuch der systemischen Therapie und Beratung I: Das Grundlagenwissen. Göttingen (Vandenhoeck & Ruprecht), 3. Aufl. 2016.

Schneider, S. u. J. Margraf (2017): Agoraphobie und Panikstörung. Göttingen: Hogrefe.

Schulz, K. F. u. D. A. Grimes (2007): Generierung von Randomisierungslisten in randomisierten Studien: Zufall, nicht Auswahl (Reihe Epidemiologie 6). *Zeitschrift für ärztliche Fortbildung und Qualität im Gesundheitswesen* 101 (6): 419–426.

Schumacher, B. (2008a): Systemische Angsttherapie in einer Sitzung, Teil I. Familiendynamik 33 (1): 16–34.

Schumacher, B. (2008b): Systemische Angsttherapie in einer Sitzung, Teil II. Familiendynamik 33 (2): 177–193.

Schweitzer, J. (2006): Sprechchor. In: S. Fliegel u. A. Kämmerer (Hrsg.): Therapeutische Schätze. Tübingen (DGVT), S. 183–185.

Schweitzer, J. u. A. v. Schlippe (2006): Lehrbuch der systemischen Therapie und Beratung II: Das störungsspezifische Wissen. Göttingen (Vandenhoeck & Ruprecht), 3. Aufl. 2016.

Schweitzer-Rothers, J. (2014): Heilung als Gemeinschaftsleistung: Blick auf kollektive Psychotherapiekulturen. *Psychotherapeut* 59 (2): 82–88.

Schwing, R. u. A. Fryszer (2006): Systemisches Handwerk: Werkzeug für die Praxis (Bd. 14). Göttingen (Vandenhoeck & Ruprecht).

Senaratne, R., M. van Ameringen, C. Mancini a. B. Patterson (2010): The burden of anxiety disorders on the family. *The Journal of Nervous and Mental Disease* 198 (12): 876–880.

Sigrun-Heide, F. u. P. Aymanns (2010): Kritische Lebensereignisse und Lebenskrisen. Vom Umgang mit den Schattenseiten des Lebens. Stuttgart (Kohlhammer).

Simon, F. B. (2012): Die andere Seite der »Gesundheit«. Ansätze einer systemischen Krankheits- und Therapietheorie. Heidelberg (Carl-Auer), 3. Aufl.

Simon, F. B. u. C. Rech-Simon (1998): Zirkuläres Fragen. Systemische Therapie in Fallbeispielen, ein Lehrbuch. Heidelberg (Carl-Auer).

Simon, F. B. u. G. Weber (2004): Vom Navigieren beim Driften. Heidelberg (Carl-Auer).

Stangier, U., D. M. Clark u. A. Ehlers (2006): Soziale Phobie. Göttingen (Hogrefe).

Stangier, U., T. Heidenreich, A. Berardi et al. (1999): Die Erfassung sozialer Phobie durch Social Interaction Anxiety Scale (SIAS) und die Social Phobia Scale (SPS). *Zeitschrift für Klinische Psychologie* 28 (1): 28–36.

Stein, M. B. a. Y. M. Kean (2000): Disability and quality of life in social phobia: Epidemiologic findings. *American Journal of Psychiatry* 157: 1606–1613.

Stierlin, H. (1976): Das Tun des Einen ist das Tun des Anderen. Eine Dynamik menschlicher Beziehungen. Frankfurt/M. (Suhrkamp).

Stinson, D. A., J. J. Cameron, J. V. Wood et al. (2009): Deconstructing the »reign of error«: Interpersonal warmth explains the self-fulfilling prophecy of anticipated acceptance. *Personality and Social Psychology Bulletin* 35 (9): 1165–1178.

Syal, S. a. D. J. Stein (2014): The Social Neuroscience of Social Anxiety Disorder. In: J. W. Weeks (Ed.): The Wiley Blackwell Handbook of Social Anxiety Disorder. Chichester (Wiley), pp. 67–89.

Sydow, K. v. u. U. Borst (Hrsg.) (2018): Praxis der Systemischen Therapie. Weinheim (Beltz).

Szafranski, D. D., A. M. Talkovsky, S. G. Farris et al. (2014): Comorbidity: Social anxiety disorder and psychiatric comorbidity are not shy to co-occur. In: J. W. Weeks (Ed.): The Wiley Blackwell handbook of social anxiety disorder. Chichester (Wiley), pp. 201–222.

Tang, T. Z. a. R. J. DeRubeis (1999): Sudden gains and critical sessions in cognitive-behavioral therapy for depression. *Journal of Consulting and Clinical Psychology* 67 (6): 894–904.

Thoma, C. (2009): Logik und Struktur von Angst-Therapie-Dynamiken. *Systemische Notizen* 4: 12–23.

Thomas, A., E. Brähler u. B. Strauß (2011): IIP-32: Entwicklung, Validierung und Normierung einer Kurzform des Inventars zur Erfassung interpersonaler Probleme. *Diagnostica* 57 (2): 68–83.

Waltz, J., M. E. Addis, K. Koerner et al. (1993): Testing the Integrity of a Psychotherapy Protocol: Assessment of Adherence and Competence. *Journal of Consulting and Clinical Psychology* 61: 620–630.

Watzlawick, P., J. Weakland u. R. Fisch (1974): Lösungen. Zur Theorie und Praxis menschlichen Wandels. Bern (Huber).

Wenzel, A. (2002): Characteristics of close relationships in individuals with social phobia: A preliminary comparison with nonanxious individuals. In: J. H. Harvey a. A. Wenzel (Eds.): A Clinician's Guide to Maintaining and Enhancing Close Relationships, pp. 199–213.

White, M. K. u. D. Epston (1990): Die Zähmung der Monster. Heidelberg (Carl-Auer), 8. Aufl. 2020.

Willutzki, U., B. Neumann, H. Haas et al. (2004): Zur Psychotherapie sozialer Ängste: Kognitive Verhaltenstherapie im Vergleich zu einem kombiniert ressourcenorientierten Vorgehen. *Zeitschrift für Klinische Psychologie und Psychotherapie* 33 (1): 42–50.

Willutzki, U., B. Neumann, H. Haas et al. (2006): Therapiemanual zum kombiniert-ressourcenorientierten Vorgehen bei sozialen Ängsten. Bochum (Fakultät für Psychologie, Ruhr Universität Bochum).

Willutzki, U., T. Teismann a. D. Schulte (2012): Psychotherapy for social anxiety disorder: long-term effectiveness of resource-oriented cognitive-behavioral therapy and cognitive therapy in social anxiety disorder. *Journal of Clinical Psychology* 68 (6): 581–591.

Wissenschaftlicher Beirat Psychotherapie (2008): Stellungnahme des Wissenschaftlichen Beirats Psychotherapie nach § 11 PsychThG zur Verhaltenstherapie. Verfügbar unter: http://www.wbpsychotherapie.de/page.asp?h is=0.113.136.137 [18.4.2015].

Wittchen, H.-U. a. L. Fehm (2003): Epidemiology and natural course of social fears and social phobia. *Acta Psychiatrica Scandinavica* 108 (417): 4–18.

Wittmund, B. (2005): Angststörungen aus systemischer Sicht. Psychotherapie im Dialog 6 (4): 376–381.

Wong, J., E. A. Gordon a. R. G. Heimberg (2014): Cognitive-behavioral models of social anxiety disorder. In: J. W. Weeks (Ed.): The Wiley Blackwell handbook of social anxiety disorder. Chichester (Wiley), pp. 1–23.

Yang, F.-R., S.-L. Zhu a. W.-F. Luo (2005): Comparative study of solution-focused brief therapy (SFBT) combined with paroxetine in the treatment of obsessive-compulsive disorder (in Chinese): *Chinese Mental Health Journal* 19 (4): 288–290.

Zaider, T. I., R. G. Heimberg a. M. Iida (2010): Anxiety disorders and intimate relationships: a study of daily processes in couples. *Journal of Abnormal Psychology* 119 (1): 163–173.

Über die Autoren

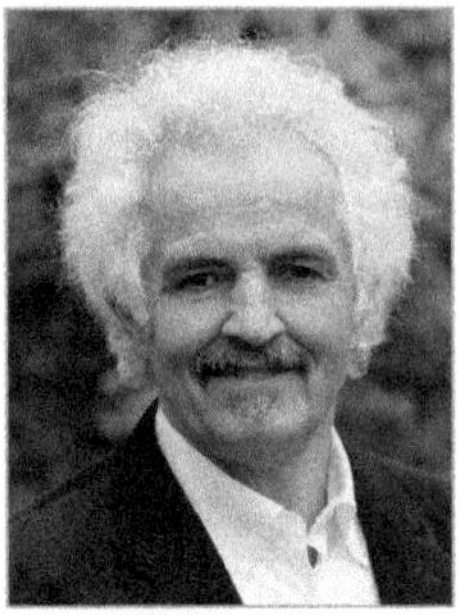

Jochen Schweitzer (1954–2022), Prof. Dr. rer. soc., Dipl.-Psych.; Professor für Medizinische Psychologie und Psychotherapie an der Universität Heidelberg; Psychologischer Psychotherapeut, Kinder- und Jugendlichenpsychotherapeut. Schwerpunkte: Kreative Therapiemethoden, Dialog mit anderen Therapieschulen, Familientherapie in Jugendhilfe, Psychiatrie und Psychosomatik, Organisationsentwicklung im Gesundheits-, Sozial- und Bildungswesen.

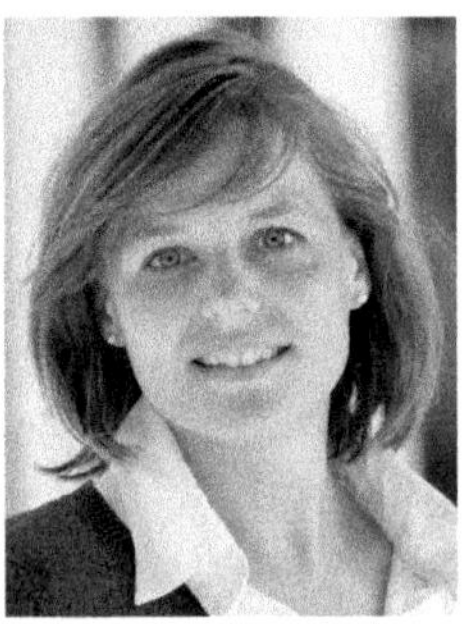

Christina Hunger-Schoppe, Prof. Dr. phil., M.Sc., Dipl.-Psych.; Professorin für klinische Psychologie und Psychotherapie an der Universität Witten/Herdecke, Psychologische Psychotherapeutin in Verhaltenstherapie und Systemischer Therapie, Lehrtherapeutin für Systemische Therapie (SG, DGSF), Systemische Therapeutin (SG, DGSF); akademische Mitarbeiterin am Universitätsklinikum Heidelberg; psychologisch-psychotherapeutische Tätigkeiten in der Klinik für Allgemeine Psychiatrie, am Institut für Medizinische Psychologie und in eigener Praxis (Einzel-, Paar-, Familien- sowie Gruppentherapie und Therapieversammlungen; Supervision).

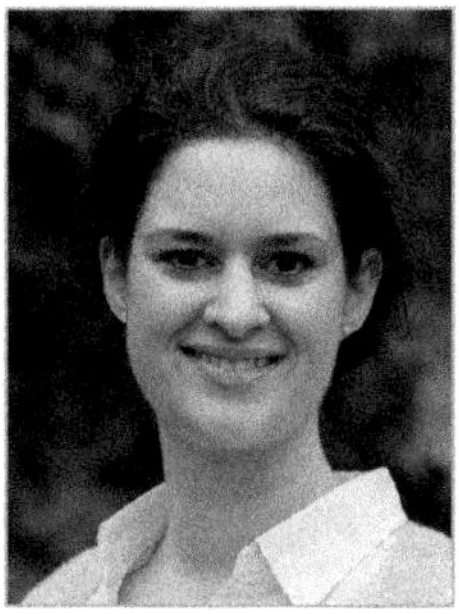

Rebecca Hilzinger, Pädagogin M.A., Systemische Therapeutin und Beraterin (SG), Kinder- und Jugendlichenpsychotherapeutin (i. A.), Doktorandin an der Universität Heidelberg. Schwerpunkte: (Aufsuchende) Familientherapie, professionsbezogene Beratung im Bildungswesen, betriebliche Gesundheitsförderung, Lehrtätigkeiten an Universitäten und Hochschulen.

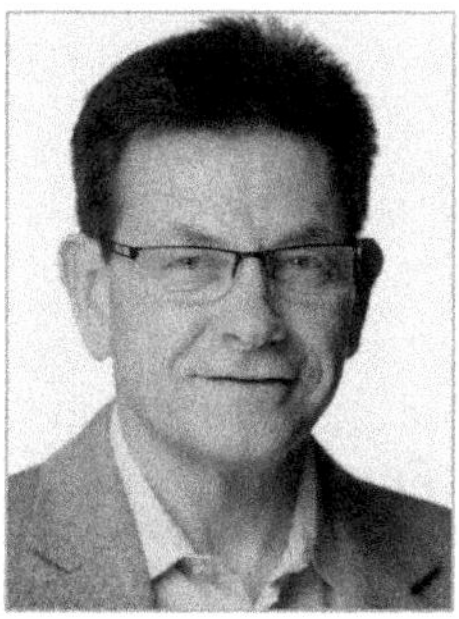

Hans Lieb, Dr. phil., Dipl.-Psych., Psychologischer Psychotherapeut; Ausbildung in Verhaltenstherapie, NLP, Gesprächspsychotherapie, Systemtherapie. Lehrtherapeut und Lehrsupervisor in Systemischer Therapie (IFW, A&E und SG) und Verhaltenstherapie (IFKV Bad Dürkheim), Gesprächspsychotherapie, NLP; Psychotherapeut ECP; Praxis in Edenkoben (Rheinland-Pfalz) für Psychotherapie, Paar- und Familientherapie, Supervision (Ausbildung/Einzel/Gruppen/Team); Publikationsschwerpunkte: Ausbildungskonzepte für die Psychotherapie; Bibliotherapie; Psychosomatik; Therapieschulenbegegnung; Menschenbilder der Psychotherapieschulen.